中南大学教育基金会
熊 辉 女 士 资助出版

U0642425

ZHENDUANXUE SHIXI ZHIDAO

诊断学
实习指导

ZHENDUANXUE SHIXI ZHIDAO

□ 主编 吴静 张国刚

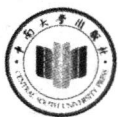

中南大学出版社
www.csupress.com.cn

图书在版编目(CIP)数据

诊断学实习指导／吴静，张国刚主编. —长沙：中南大学出版社，
2015.8(2022.2 重印)

ISBN 978-7-5487-1737-9

Ⅰ.①诊… Ⅱ.①吴… ②张… Ⅲ.①诊断学—医学院校—教学
参考资料 Ⅳ.①R44

中国版本图书馆 CIP 数据核字(2015)第 176451 号

诊断学实习指导

吴　静　张国刚　主编

□ 出 版 人	吴湘华	
□ 责任编辑	李　娴	
□ 责任印制	唐　曦	
□ 出版发行	中南大学出版社	
	社址：长沙市麓山南路	邮编：410083
	发行科电话：0731-88876770	传真：0731-88710482
□ 印　　装	长沙印通印刷有限公司	

□ 开　　本	787 mm×1092 mm 1/16	□ 印张 12	□ 字数 293 千字
□ 版　　次	2015 年 8 月第 1 版	□ 印次 2022 年 2 月第 6 次印刷	
□ 书　　号	ISBN 978-7-5487-1737-9		
□ 定　　价	30.00 元		

《诊断学实习指导》编委会

主　编　吴　静　张国刚

副主编　周巧玲　杨天伦　左晓霞　易　斌
　　　　　赵谢兰

参　编（按姓氏笔画排序）

马琦琳　冯莉娟　邓声莉　刘泽灏

刘文恩　许　辉　李　敏　李懿莎

李晓林　沙新平　张卫茹　张赛丹

冷爱民　肖湘成　罗　瑛　周亚欧

邹益友　陈慧玲　陈　琼　罗　卉

钟白云　胡成平　殷亚妮　袁琼婧

袁小瑜　晏　群　黄　瓅　郭继锋

梁湘辉　黄大毛　黄　颖　彭礼明

彭　捷　彭　勃　雷闽湘　漆　泓

裴志芳　潘频华

前　言

　　诊断学是运用医学基本理论、基本知识和基本技能对疾病进行诊断的一门学科，是临床医学的入门和桥梁课，为我国高等医学院校本科生的必修课之一。诊断学是一门实践性非常强的学科，课程学习除了理论课以外，还包括大量的见习课。为使同学们能够更好的学习诊断学知识，我们参考人民卫生出版社的第 8 版《诊断学》和第 2 版《临床诊断学》及《实验诊断学》，编写了本书。

　　本实习指导由临床诊断学部分和实验诊断学部分组成。临床诊断学包括问诊及交流技能学，全身各部位体格检查及常见病理征，病历书写，临床诊断思维及心电图检查。实验诊断学包括三大常规检查，外周血及骨髓细胞形态学检查，出血及血栓性疾病检查，血气分析，脑脊液及浆膜腔积液检查，血生化检查等。

　　本书编者来自内科各专业及检验科的老师，具有丰富的临床和教学经验。教材注重基本技能和临床思维的培养，每一章后面均附有思考题及常用诊断学英文题，力求引导学生更好地掌握诊断学基本知识及基本技能。

　　本书可供五年制、七年制及八年制医学生学习使用，高职高专学生亦可节选其中内容学习。

编者

2015.7

目　录

临床诊断学

实习指导一　问诊和交流技能学

一、实习要求

1. 了解问诊的重要性和医德要求
2. 掌握问诊的内容及方法
3. 重点掌握现病史问诊，并写出一般资料、主诉及现病史
4. 掌握问诊技巧
5. 学会针对不同症状进行问诊

二、实习方法及时间分配

1. 老师讲解问诊要点(0.5 学时)
2. 三人一组，到病房就诊断学书中常见症状进行问诊，并记录(练习 2 个症状，共 1.5 学时)
3. 每组学生报告一个问诊病例，并完成病例书写(体格检查除外)，老师同学点评(1 学时)
4. 老师总结(10 分钟)

三、实习内容

(一)问诊的医德要求
1. 严肃认真，一丝不苟
2. 尊重隐私，保守秘密
3. 对任何患者一视同仁
4. 对同道不随意评价，不在患者面前诋毁别的医师
5. 利用与患者交流的机会对患者及其家属进行有关疾病的教育和健康指导
(二)问诊内容
1. 一般资料
姓名、性别、年龄、籍贯、出生地、民族、婚姻、通讯地址、电话号码、工作单位、职业、入院日期、记录日期、病史陈述者及可靠性。
2. 主诉
是患者感受最主要的痛苦或最明显的症状或(和)体征＋持续时间，是本次就诊最主要的原因及其持续时间。
3. 现病史
是病史的主体部分，它记录患者患病后的全过程，即发生、发展、演变和诊治经过。
(1)起病情况与患病时间：起病急缓，患病时间(起病到就诊或入院的时间)，起病日期

（以公历为准）。

（2）主要症状特点：部位、性质、持续时间、程度、缓解或加重的因素。

（3）病因与诱因：与本次发病有关的病因与诱发因素。

（4）病情的发展及演变：①好转；②间歇性；③加剧；④恶化。

（5）伴随症状：与主要症状同时出现的其他症状、阴性症状。

（6）诊疗经过：

1）病后曾在何时、何地就诊？做过何种检查？结果诊断如何。

2）做过什么治疗：药名、剂量、途径、疗效，有无不良反应。

（7）病程中的一般情况：精神、体力状态、饮食、大小便、睡眠变化。

4.既往史

患者既往的健康状况和曾患有的疾病、外伤手术史、输血史、预防接种史、过敏史，特别是与目前所患疾病有密切关系的情况。

（1）既往健康情况。

（2）急、慢性传染病史及传染病接触史：肝炎、结核、伤寒、痢疾等。

（3）预防接种史。

（4）外伤手术、输血史。

（5）局部病灶史：扁桃体炎、齿龈炎、鼻窦炎。

（6）药物过敏史：PNC、磺胺药过敏等。

5.系统回顾

（1）呼吸系统：有无咳嗽（发作时间，性质与气候的关系），咳痰（色、量、性状、气味），咯血（色、量）、腹痛（时间、部位、性质、程度、与呼吸及咳嗽的关系），喉痛，盗汗，呼吸困难（时间、性质、程度），食欲不振，体重减轻等。

（2）循环系统：有无心悸，心前区疼痛（部位、性质、时限、放射、频度、诱因、缓解方法），气促、咳嗽、咳痰、咯血、水肿、头昏、头痛、晕厥、少尿、肝区疼痛、腹胀等。

（3）消化系统：饮食习惯、有无食欲改变、嗳气、吐酸、腹痛（部位、性质、程度、时间、放射、缓解方法、诱因），腹泻（次数、大便性状、气味），恶心、呕吐（频度、时间、量、性质与饮食的关系）、腹胀、吞咽困难、呕血、便血（色、量），黄疸、体重下降，食物或药物中毒史、腹内肿块史等。

（4）泌尿系统：有无苍白、浮肿、食欲减退、头痛、眩晕、视力障碍、腰痛及腹痛、排尿困难、尿频、尿急、尿痛、尿潴留、尿失禁、尿量及尿色改变（血尿、混浊尿）、夜尿等病史。

（5）造血系统：有无疲乏无力、头晕、眼花、耳鸣、面色苍白、心悸、气促、皮肤黏膜出血、鼻衄、咯血、便血、黄疸、淋巴结及肝脾肿大、发热、骨骼疼痛史。

（6）内分泌系统及代谢：有无畏寒、怕热、多汗、头痛、乏力、视力障碍、心悸、食欲异常、烦渴、多尿、水肿、肌肉震颤及痉挛、性格、智力、发育、体重、皮肤、毛发、性欲改变及骨骼等方面改变。有无产后大出血。

（7）神经精神系统：有无头痛（部位、性质、时间、程度）、失眠，嗜睡、意识障碍、昏厥、视力障碍、感觉及运动失常、神经痛、麻痹、瘫痪、抽搐及其他精神异常的现象。

（8）肌肉与骨骼系统：有无肢体肌肉麻木、疼痛、痉挛、萎缩、瘫痪等。有无关节肿痛、外伤、骨折，脱位、先天畸形等。

6.个人史

（1）社会经历：出生地、居住地、居留时间、文化程度、生活状况、业余爱好。

（2）职业及工作条件：工种、劳动环境、工业毒物及接触时间。

（3）习惯及嗜好：卫生习惯、饮食规律及质量、烟酒嗜好及量、其他异嗜物、毒品等。

（4）冶游史：不洁性交史及性病病史。

7.婚姻史

未婚或已婚、结婚年龄、配偶身体状况、性生活情况、夫妻关系。

8.月经史和生育史

（1）月经：初潮年龄、月经周期、经期天数、经血的量和颜色，经期症状、有无痛经与白带、末次月经日期、绝经年龄。

（2）纪录格式：

$$初潮年龄\frac{行经期（天）}{月经周期（天）}末次月经时间（LMP）或绝经年龄$$

（3）生育：妊娠及生育次数、人工或自然流产次数、有无死产、手术产、围术期感染、计划生育、避孕措施等。男性有无患有影响生育的疾病。

9.家族史

家庭成员的健康状况，有无同样病史，有无与遗传有关的疾病史：如血友病、白化病、糖尿病、哮喘病、高血压病、精神病。如有已死亡的直系亲属，则需问明死因及年龄。

（三）问诊技巧

1.问诊开始

从礼节性交谈开始，注意仪表、礼节和友善的举止，缩短医患之间的距离。

2.尽可能让患者陈述自己的感受

询问一般从主诉开始，逐步深入，有目的、有层次、有顺序地进行。

3.追溯首发症状的确切时间，直至目前的演变过程

4.在问诊的两个项目之间使用过渡性语言

5.根据具体情况采用不同类型的提问

即一般性提问和直接提问，避免暗示性提问和逼问，如：胸痛放射到左手吗？

6.提问要注意系统性和目的性

医生问诊时思想要集中，避免不必要的重复。

7.询问病史每部分结束时要注意归纳小结

（1）唤起医生自己的记忆和理顺思路。

（2）让患者知道医生如何理解他的病史。

（3）提供机会核实患者所述的病情，使提供的信息确切、可靠。

8.避免医学术语

如隐血、谵妄、里急后重等。

9.注意及时核实患者陈述中不确切或有疑问的情况

10.注意仪表、礼仪和举止

11.恰当地运用一些评价、赞扬与鼓励性语言

12.询问患者的经济情况，关心患者有无来自家庭和工作单位精神上的支持

13. 了解患者就诊的目的和要求

14. 了解患者的理解程度

15. 回答患者的问题，不能应付患者，也不能不懂装懂

16. 问诊结束时，应谢谢患者合作

(四)特殊情况的问诊技巧

1. 缄默与忧伤

患者情绪难以控制或伤心、沉默、不愉快、哭泣。医生应安抚、等待、减慢问诊速度，待患者情绪稳定后继续叙述病史。

2. 焦虑与抑郁

鼓励焦虑患者讲出其感受，了解患者的主要问题并恰如其分地进行询问，按精神科要求采集病史。

3. 多话与唠叨

患者不停地讲，医生不易插话及提问。

应：①提问限定在主要问题上；②根据初步诊断，巧妙地打断；③观察患者有无思维奔逸或混乱的情况，必要时需介绍至精神科。

4. 愤怒与敌意

医生不能发怒，要理解患者，用不卑不亢的态度，尽量发现患者的原因并予说明。

5. 多种症状并存

要抓住其中主要的症状，在考虑功能性症状时必须先考虑器质性病变。

6. 说谎和对医生不信任

7. 文化程度低下或语言障碍

问诊时语言应通俗易懂，减慢提问速度，注意必要的重复和核对，或用体态语、手势等。

8. 危重、晚期患者

患者反应性差、慢、迟钝，不要催促，要等待。或经初步处理，病情稳定后再详细询问。

9. 残疾患者

(1)聋哑：书面交流或提问。

(2)盲人：关心患者并搀扶其就座。

10. 老年人

体力、视力、听力、记忆力下降，要耐心、慢速询问，要礼貌。

11. 儿童

家长代述。

12. 精神病患者

对自己的疾病缺乏自知力，要多方了解病情并仔细观察其行为。

四、思考题

1. 什么叫主诉？

2. 现病史包括哪些内容？

3. 问诊的重要性有哪些？

4. 既往史包括哪些内容？

五、常用英文

1. 英语单词

chief complaint 主诉，history of present illness 现病史，past history 过去史，review of systems 系统回顾，personal history 个人史，menstrual history 月经史，marital history 婚姻史，family history 家族史

2. 名词解释

Chief complaint：It is the medical term used to describe the primary problem of the patient that led the patient to seek medical attention and of which they are most concerned. The chief complaint is obtained by the Physician in the initial part of the visit when the medical history is being taken. It will be elicited by asking the patient what brings them to be seen? And what major symptoms or problems they are experiencing?

3. 简答题

How to write the history of present illness?

It should be a well – organized, sequentially developed elaboration of patient's chief complaint or complaints. A good history will reflect the facts that your diagnosis or impression is going to be made.

It includes the following aspects：

(1)Onset and duration of the disease.

(2)Main symptoms, location and their character.

(3)Etiology and provoking factors.

(4)Evolution of disease.

(5)Associated symptoms.

(6)Treatment and its effects.

(7)General condition, especially the dietary habit.

（吴静、刘泽灏）

实习指导二　基本检查、一般检查及头颈部检查

一、实习要求

1. 掌握体格检查的基本方法及注意事项，认识体格检查常用器物和物品
2. 掌握全身状态检查的内容和方法，重点掌握生命体征的检查方法、全身状态的判断标准及名词术语
3. 掌握皮肤的检查内容、方法和顺序
4. 掌握浅表淋巴结的检查内容、方法和顺序
5. 掌握头颈部检查内容及方法

二、实习方法及时间分配

1. 教师讲解及示范(分内容讲解，共 1.5 学时)
2. 学生两人一组互相练习(分内容练习，共 1.5 学时)(包括填实习报告)
3. 学生示范(不同学生分别示范不同内容)，老师学生共同点评(0.5 学时)

三、实习器材

血压计、听诊器、手电筒、压舌板、体温表(口表及肛表)、皮尺。

四、实习内容

基本检查

(一)体格检查注意事项

(1)以患者为中心，关心爱护患者，体现高度的责任感和良好的医德修养。

(2)检查患者时光线充足，室内温暖，环境安静。

(3)医生仪表端庄，举止大方，态度诚恳和蔼。

(4)检查前要对患者作自我介绍，说明检查的原因、目的和要求，以便取得患者的密切配合；检查结束应对患者的配合与协作表示感谢。

(5)检查中避免交叉感染，必要时可穿隔离衣，戴口罩和手套。

(6)医师一般站在患者右侧，检查手法规范轻柔。

(7)全身体格检查时应全面、有序、重点、规范和正确。

要按顺序进行，避免重复和遗漏，避免反复翻动患者，力求建立规范的检查顺序：生命体征→一般检查→头→颈→胸→腹→脊柱→四肢→神经系统，必要时进行生殖器、肛门、直肠检查。

(8)注意左右及相邻部位的对照检查。

（9）注意保护患者隐私，依次充分暴露各部检查部位，检查完该部位后即行遮蔽。

（10）应根据病情变化及时进行复查，有助于了解病情、补充和修正诊断。

（二）体格检查基本方法

1. 视诊

医生用眼睛观察患者全身或者局部表现的诊断方法。

（1）全身视诊。

（2）局部视诊。

2. 触诊

（1）浅部触诊

适用范围：适用于体表潜在病变，如关节、软组织、浅部动脉、静脉、神经、阴囊、精索等。腹部浅部触诊可触及的深度约为1 cm，用于检查腹部有无压痛、抵抗感、搏动、包块和某些肿大脏器。

方法：用掌指关节和腕关节的协同动作以旋转或滑动方式轻压触摸。检查时，以右手并拢的手指尺侧部分或指腹，而不是指尖，应避免用手指猛戳腹壁。

（2）深部触诊法（deep palpation）

适用范围：用于检查和评估腹腔病变和脏器情况。深度常在2 cm以上，有时可达4~5 cm。

1）深部滑行触诊（deep slipping palpation）

方法：嘱患者张口平静呼吸，放松腹肌，右手并拢的二、三、四指平放在腹壁上，以手指末端逐渐向腹腔的脏器或包块，作上下左右滑动触摸。

适用范围：常用于腹腔深部包块和胃肠病变的检查。

2）双手触诊法（bimanual palpation）

方法：左手掌置于被检查脏器或包块的背后部，右手中间三指并拢置于腹壁被检查部位，左手掌向右手方向托起，使被检查的脏器或包块位于双手之间。

适用范围：肝、脾、肾和腹腔肿物的检查。

3）深压触诊法（deep press palpation）

方法：一个或者两至三个并拢的手指逐渐深压腹壁被检查部位。反跳痛的检查：在手指深压的基础上迅速将手抬起，并询问患者是否感觉疼痛加重或者查看面部是否出现痛苦表情。

适用范围：探测腹腔深在病变的部位或者确定压痛点，阑尾压痛点、胆囊压痛点、输尿管压痛点。

4）冲击触诊法（ballottement）

方法：右手并拢的示、中、环三个手指取70°~90°角，放置于腹壁拟检查的相应部位，作数次急速而有力的冲击动作。此时指端会有腹腔脏器或包块浮沉的感觉。

适用范围：大量腹水时肝、脾及腹腔包块难以触及者。

（3）掌握触诊注意事项

1）检查前：告知检查目的，取得患者配合。

2）检查过程中：手法轻柔，观察患者表情。

3）患者体位：采取适当体位，仰卧位、双腿曲屈，腹肌放松。

4）触诊下腹部时：应排空膀胱。

5）触诊时：医生应手脑并用，边检查边思索。

3. 叩诊(percussion)

(1)间接叩诊法

方法：左手中指第二指节紧贴于叩诊部位，其他手指稍抬起，勿与体表接触，右手指自然弯曲，用中指指端叩击左手中指末端指关节或第二指骨远端，叩击方向应与叩诊部位体表垂直。应以腕关节与掌指关节的活动为主，避免肘关节和肩关节参与运动。叩击动作要灵活、短促、富有弹性。在同一部位叩诊可连续叩击 2～3 下，避免不间断的连续快速叩击。

范围：肺部、心脏叩诊。

肝区和肾区叩痛：左手手掌平置于被检查部位，右手握成拳状，并用其尺侧叩击左手手掌。

(2)直接叩诊法

方法：右手中间三指并拢，用其掌面直接拍击被检查部位，借助于拍击的反响和指下的震动感来判断病变情况。

范围：胸部和腹部范围较广泛的病变，如胸膜粘连或增厚、大量胸水或腹水及气胸。

(3)辨别不同叩诊音特点、出现部位

1）清音(resonance)：正常肺部的叩诊音。它是一种频率为 100～128 次/秒，振动持续时间较长，音响不甚一致的非乐性叩诊音。提示肺组织的弹性、含气量、致密度正常。

2）浊音(dullness)：是一种音调较高，音响较弱，振动持续时间较短的非乐性叩诊音。除音响外，板指所感到的振动也较弱。当叩击被少量含气组织覆盖的实质脏器时产生，如叩击心或肝被肺段边缘所覆盖的部分，或在病理状态下如肺炎(肺组织含气量减少)的叩诊音。

3）鼓音(tympany)：如同击鼓声，是一种和谐的乐音，音响比清音更强，振动持续时间也较长，在叩击含有大量气体的空腔脏器时出现。正常情况下可见于胃泡区和腹部，病理情况下可见于肺内空洞、气胸、气腹等。

4）实音(flatness)：是一种音调较浊音更高，音响更弱，振动持续时间更短的一种非乐性音，如叩击心和肝等实质脏器所产生的音响。在病理状态下可见于大量胸腔积液或肺实变等。

5）过清音(hyperresonance)：介于鼓音与清音之间，是属于鼓音范畴的一种变音，音调较清音低，音响较清音强，为一种类乐性音，正常成人是不会出现的一种病态叩击音。临床上常见于肺组织含气量增多、弹性减弱时，如肺气肿。正常儿童可叩出相对过清音。

表 1-2-1　叩诊音及其特点

叩诊音	音响强度	音调	持续时间	正常可出现的部位
清音	强	低	长	正常肺
浊音	较强	较高	较短	心、肝被肺缘覆盖的部分
鼓音	强	高	较长	胃泡区和腹部
实音	弱	高	短	实质脏器部分
过清音	更强	更低	更长	正常成人不出现，可见于肺气肿时

（4）叩诊注意事项

1）环境应安静，以免影响叩诊音判断。

2）叩诊部位不同，患者所采取的体位亦异。

3）叩诊应自上至下，从一侧到另一侧，并注意对称部位的比较与鉴别。

4）注意叩诊音响的变化，还要注意不同病灶的震动感差异。

5）操作应规范，叩击力量要均匀适当。

4. 听诊

（1）间接听诊法（indirect auscultation）

用听诊器进行听诊的一种检查方法。此法方便，可以在任何体位听诊时应用，听诊效果好。

范围：应用于心、肺、腹的听诊及身体其他部分发出的声音，如血管音、皮下气肿音、肌束颤动音、关节活动音、骨折面摩擦音等。

（2）直接听诊法（direct auscultation）

医生将耳直接贴附于被检查者的体壁上进行听诊，目前也只有在某些特殊和紧急情况下才会采用。

（3）听诊注意事项

1）听诊环境要安静，避免干扰；要温暖、避风以免患者由于肌束颤动而出现的附加音。

2）切忌隔着衣服听诊。

3）应根据病情和听诊的需要，嘱患者采取适当的体位。

4）要正确使用听诊器。

A. 听诊器（stethoscope）长度应与医生手臂长度相适应。听诊前应注意检查耳件方向是否正确，硬管和软管管腔是否通畅。

B. 钟型体件适用于听取低调声音，如二尖瓣狭窄的隆隆样舒张期杂音，使用时应轻触体表被检查部位，但应注意避免体件与皮肤摩擦而产生的附加音。

C. 膜型体件适用于听取高调声音，如主动脉瓣关闭不全的杂音及呼吸音、肠鸣音等，使用时应紧触体表被检查部位。

5）听诊时注意力要集中，听肺部时要摒除心音的干扰，听心音时要摒除呼吸音的干扰，必要时嘱患者控制呼吸配合听诊。

5. 嗅诊

利用嗅觉来判断发自患者的异常气味与病症之间关系的一种诊断方法。

方法：嗅诊时用手将患者散发的气味扇向自己鼻部，然后仔细判别气味的特点与性质。

（1）酸性汗液：风湿热，长期服用水杨酸、阿司匹林等药物的患者。

（2）痰液恶臭：支气管扩张症或者肺脓肿。

（3）脓液恶臭：气性坏疽或厌氧菌感染。

（4）呕吐物酸臭：幽门梗阻。

（5）呕吐物粪便味：长期剧烈呕吐或肠梗阻。

（6）粪便腥臭：细菌性痢疾。

（7）呼气刺激性蒜味：有机磷中毒。

（8）呼气烂苹果味：糖尿病酮症酸中毒。

（9）尿液有浓烈氨味：膀胱炎。

（三）思考题

1.基本检查方法有哪些？

2.体格检查有哪些注意事项？

3.触诊有哪些手法？其适用范围是什么？

4.叩诊音有哪些？其特点如何？

（四）常用英文

1）英文单词：

physical examination 体格检查，physical diagnosis 检体诊断，inspection 视诊，palpation 触诊，percussion 叩诊，auscultation 听诊，percussion sound 叩诊音，resonace 清音，dullness 浊音，tympany 鼓音，flatness 实音，hyperresonace 过清音，olfactory examination 听诊

2.名词解释

Palpation：The usual definition of palpation is the act of feeling by the sense of touch. But this is too limited, when the physician lays his lands upon the patient, he perceives physical signs by his tactile sense, temperature sense, and his kinesthetic sense of position and vibration. Palpation is widely used in the physical examination especially in the abdomen examination.

3.简答题

What structures can be examined by palpation?

Palpation is employed on every part of the body accessible to the examining fingers：all external structures, all structures accessible through the body orifices, the bones, the joints, the muscles, the tendon sheaths, the ligaments, the superficial arteries, thrombosed or thickened veins, superficial neves, salivary ducts, spermatic cord, solid abdominal viscera, solid contents of hollow ivcera, accumulations of body fluids, pus, or blood.

一般检查

（一）全身状态检查

1.性别

2.年龄

3.生命体征：体温、脉搏、呼吸、血压

（1）体温

1）测量方法

①腋测法

方法：最常用，先将体温计的水银汞柱甩到35℃以下，再将体温计头端置于受测者腋窝深处，用上臂将体温计夹紧，10分钟后读数。读数方法是一手拿住体温计尾部，即远离水银柱的一端，使眼与体温计保持同一水平，读出水银柱右端所对的数字。读数时注意千万不要触碰体温计的头端，这样手会影响水银柱而造成测量不准;眼睛不要高于或低于体温计。

正常值：36℃～37℃。

②肛测法

方法：患者卧位，将肛门体温计头端涂润滑剂后，插入肛门内达体温计长度的一半，5分钟后读数。

正常值36.5℃~37.7℃。

③口测法

方法：消毒后的体温计置于患者舌下，紧闭口唇，5分钟读数。

正常值：36.3℃~37.2℃。

表1-2-2 体温测量方法

	口测法	肛测法	腋测法
方法	舌下含5分钟	涂润滑剂，插入肛内1/2表长，5分钟	腋下10分钟
正常值	36.3℃~37.2℃	36.5℃~37.7℃	36℃~37℃
优缺点	可靠，小儿及昏迷患者不能用	结果稳定，可用于小儿及昏迷患者	简便、安全，不易发生交叉感染，最为常用

2）体温测量误差常见原因

①测量前未将体温计的汞柱甩到35℃以下。

②采用腋测法时，未将体温计夹紧。

③检测局部存在冷热物品或刺激时，可对结果造成影响。

（2）脉搏：检查者一手示、中、环指并拢，并将其指腹平放于桡动脉近手腕处，以适当压力触摸桡动脉波动，至少30秒，并计算出每分钟搏动次数。

（3）呼吸：检查者在检查脉搏结束后，手指仍应放在桡动脉处，观察患者胸廓或腹部随呼吸活动（类型、频率、深度、节律），一般情况下计数1分钟。

（4）血压

1）患者准备

①安静环境下休息5~10分钟。

②体位：坐位或仰卧位。

③肘部、心脏、血压计零点应在同一水平线（这一点特别重要！）。

④被测上肢裸露，伸开并外展45度。

2）血压计准备：向水银柱一侧倾斜45度打开水银柱开关，汞柱凸面水平应处于零位；袖带放气，关紧球囊的气门。

3）绑袖带：检查者将血压计袖带松紧适宜地缚于上臂，气囊中部对准肱动脉，袖带下缘距肘窝横纹约2~3 cm处；听诊器胸件放在肘窝肱动脉处（切勿放在袖带下！）。

4）测量血压

①气囊充气过程听诊肱动脉搏动音至消失后汞柱再上升30 mmHg。

②缓慢放气，双眼视线随汞柱下降，平视汞柱表面根据听诊结果读出血压值，收缩压为柯氏第一期，舒张压为柯氏第五期。

③缓慢放气速度以2~4 mmHg/s为宜，心率缓慢者下降速度应慢。

5）其他注意事项

①重复测量时，应将气袖完全放气 2～3 分钟后再测或放气后嘱受检者高举上臂以减轻静脉充血，这样可以避免"听诊间隙"造成的错误。取两次检查值的平均值作为血压值。

②小于 12 岁儿童、妊娠、严重贫血、甲状腺功能亢进、主动脉瓣关闭不全及柯氏音不消失者以第四期的汞柱数值作为舒张压。

③必要时应测量四肢血压。

④测量成人下肢要用大袖带，小于 12 岁儿童要用儿童袖带。

⑤血压计用完后要收纳好气囊和袖带，水银柱要归零位。

6）血压正常值/异常值及临床意义

①血压标准

正常成人血压标准的制定经历了多次改变，主要根据大规模流行病学资料分析获得。2004 年公布的《中国高血压防治指南》将高血压定义为：18 岁以上成人正常血压，至少 3 次非同日血压值在未服用高血压药的情况下，收缩压≥140 mmHg 和/或舒张压≥90 mmHg。

动态血压监测国内正常参考值：24 小时平均血压值＜130/80 mmHg；白昼平均血压值＜135/85 mmHg；夜间平均值＜125/75 mmHg。

②血压变动的临床意义

高血压：测值受多种因素的影响，如情绪激动、紧张、运动等。采用标准测量方法（诊所偶测血压）可作为诊断高血压标准；动态血压监测能补充诊所偶测血压的不足，能较敏感、客观地反映实际血压水平，能观察到血压变异性和昼夜变化规律性，估计靶器官的损害及预后，比诊所偶测血压更准确。高血压是动脉粥样硬化和冠心病的重要危险因素，也是心力衰竭的重要原因。

低血压：凡血压低于 90/60 mmHg 时称低血压。见于严重病症，如休克、心肌梗死、急性心脏压塞等。但也有患者自述一贯血压偏低，一般无症状，称低血压状态。

4. 发育与体型

发育：正常、异常。发育异常以年龄、智力、体格、成长状态之间的关系判断。

体型：无力型、正力型、超力型。

5. 营养状态

常用测量指标：理想体重、体重指数、腰围、上臂周径、皮褶厚度。

等级：良好、中等、不良。根据皮肤、皮下脂肪、肌肉毛发的发育情况综合判断。

皮下脂肪充实程度判断部位：前臂曲侧或上臂背侧下 1/3 处。

6. 意识状态

清楚、嗜睡、意识模糊、昏睡、昏迷、谵妄。能否与医生合作。

7. 精神状态

感知觉障碍（感觉障碍包括感觉过敏、感觉减退；知觉障碍包括错觉、幻觉；感知觉综合障碍）、思维障碍、注意障碍、记忆障碍、智能障碍、定向力与定向力障碍、情感障碍、意志障碍、动作与行为障碍、意识障碍、自知力。

8. 语调与语态

语调：言语的音调。

语态：语言的速度和节律。

9. 面容和表情

急性或慢性病容、表情痛苦、忧虑、恐惧、安静、其他病态面容。

10. 体位

自主、被动、强迫体位。

11. 姿势

举止的状态。

12. 步态

正常、异常(慌张步态、蹒跚步态、醉酒步态、共济失调步态、跨阈步态、间歇性跛行、剪刀步态)。

(二)皮肤检查

1. 颜色

苍白、发红、发绀、黄染(鉴别黄疸、胡萝卜素增高、服用含色素的药物)、色素沉着、色素脱失(白癜、白斑、白化症)。

2. 温度与湿度

皮肤异常干燥、夜间盗汗、大汗淋漓伴皮肤发凉、阵发性出汗、多汗。

3. 弹性

正常、减弱。

检查方法:正常——食指及拇指捏起手背内侧或上臂内侧的皮肤,松手后皮肤能很快平展减。弱——松手后皮肤不能很快平展,见于严重脱水、长期消耗性疾病患者及老年人。

4. 皮疹

观察皮疹出现与消失的时间、发展顺序、分布部位、形态大小、颜色及压之是否褪色、平坦或隆起、有无瘙痒及脱屑。常见的有斑疹、玫瑰疹、丘疹、斑丘疹、荨麻疹、疱疹。

5. 脱屑

米糠样脱屑、片状脱屑、银白色鳞状脱屑。

6. 皮下出血

①瘀点:直径 < 2 mm。②紫癜:直径 3~5 mm。③瘀斑:直径 > 5 mm。④血肿:高出皮肤,大片出血。

7. 蜘蛛痣与肝掌

皮肤小动脉末端分支性扩张所形成的血管痣,形似蜘蛛。

检查方法及分布:用棉签或者火柴杆压迫蜘蛛痣的中心,其辐射状小血管立即消失,去除压力后又复出现。

分布:上腔静脉分布的区域,如面部、颈部、手背、上臂、前胸和肩部。

8. 水肿

皮下组织的细胞内及组织间隙内液体积聚过多。

检查方法:以手指按压检查部位(通常是胫骨前内侧皮肤),受压组织会发生凹陷则称为凹陷性水肿;若指压后无组织凹陷,则为黏液性水肿;象皮肿。

分度:轻度——见于眼睑,眶下,胫前,踝部皮下组织。

中度——全身疏松组织均可见明显水肿。

重度水肿——全身组织水肿,伴浆膜腔积液。

9. 皮下结节

触诊，注意大小、硬度、部位、活动度、有无压痛等。注意囊蚴结节、类风湿结节、痛风结节、Osler 结节、结节性红斑、游走性皮下结节、脂膜炎结节。

10. 溃疡与糜烂

皮肤缺损或皮肤破坏达真皮以下称溃疡，愈后留有瘢痕。检查时注意大小、颜色、边缘、基底、分泌物和发展过程。由于病变使表皮脱落或表皮破损而呈现潮湿面的皮肤损害称为糜烂，愈后不留瘢痕。

11. 瘢痕

真皮或其深部组织外伤或病变愈合后结缔组织增生修复所形成的斑块。包括萎缩性瘢痕、增生性瘢痕。

12. 毛发

分布、正常、增多、稀少。

(三)淋巴结检查

1. 检查内容

部位、大小、数目、硬度、压痛、活动度、红肿、瘘管、瘢痕。

2. 检查顺序

耳前→耳后乳突区→枕骨下区→颌下→颏下→颈前三角→颈后三角→锁骨上窝→腋窝→滑车上→腹股沟→腘窝。

3. 检查方法

(1)触诊方法：利用示、中、环三指并拢，其指腹平放于被检查部位的皮肤上由浅入深进行滑动触摸，滑动是指相互垂直的多个方向或转动式滑动，被检查者头稍低，或偏向检查侧，以使皮肤及肌肉松弛。

(2)颌下淋巴结：要被检查者低头。

(3)颈部淋巴结：让被检查者头稍低，使偏向检查侧。

(4)锁骨上窝淋巴结：被检查者取坐位或卧位，头部稍向前屈，用双手进行触诊，左手触右侧，右手触左侧，由浅部逐渐触摸至锁骨后深部。

(5)腋窝淋巴结：检查者以右手检查左侧，左手检查右侧、一般先检查左侧，检查者左手抓住患者左腕向外上屈肘外展抬高约45°，右手指并拢，掌面贴近胸壁向上逐渐达腋窝顶壁，滑动触诊，然后依次触诊腋窝前、内、后壁，再翻掌向外将患者外展之上臂下垂，触诊腋窝外侧壁。检查腋窝前壁时，应在胸大肌深面仔细触摸。检查腋窝后壁时，应在腋窝后壁肌群深面触摸(图 1 – 2 – 1)。

(6)滑车上淋巴结：右手扶托被检查右前臂，以左手小指抵肱骨内上髁上，其他三指(食、中、无名指)并拢在肱二头肌与肱三头肌间沟中滑动触摸，换手以同法检查左侧(1 – 2 – 2)。

(四)思考题

1. 一般检查内容有哪些？全身状态及皮肤检查内容包括哪些？

2. 生命体征的检查内容和方法如何？体温和血压检查的注意事项有哪些？

3. 发育、体型和营养状态的判断标准如何？

4. 淋巴结分为哪几组？部位分别在哪里？

5.淋巴结的检查顺序及方法如何？

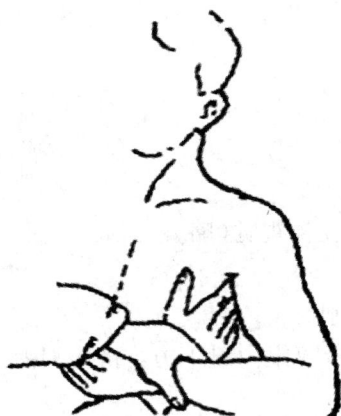

图 1-2-1　腋窝淋巴结检查

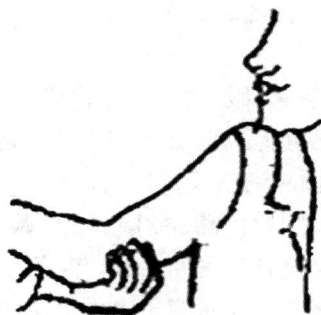

图 1-2-2　滑车上淋巴结检查的部位

6.腋窝及滑车上淋巴结检查方法如何？

（五）常用英文

1.英文单词

vital sign 生命征，pulse 脉搏，respiration 呼吸，blood pressure 血压，development 发育，habitus 体型，consciousness 意识状态，facial features 面容，expression 表情，hepatic facies 肝病面容，mitral facies 二尖瓣面容，position 体位，cyanosis 发绀，skin eruption 皮疹，spider angioma 蜘蛛痣，nasal ala flap 鼻翼扇动，myxedema 黏液性水肿

2.名词解释

Blood pressure：The normal adult blood pressure varies over a wide range. The normal systolic range varies from 95 to 140 mm Hg, generally increasing with age. The normal diastolic range is from 60 to 90 mm Hg. Pulse pressure is the difference between the systolic and diastolic pressure. Mean pressure can be approximated by dividing the pulse pressure by three and adding the value to the diastolic pressure. Routing measurements should be made with the patient sitting and recumbent.

3.简答题

How to examine Lymph nodes?

Lymph nodes are examined by palpation. In general the tips of the first four fingers are sued, and five major qualities of the nodes are noted：location, size in centimeters（using a ruler）, degree of tenderness, fixation to underlying tissue, and texture（hard, soft, etc. ）.

头部检查

（一）头发与头皮

头发颜色、疏密度、是否脱发、头皮颜色、头皮屑、头癣、疖、外伤、血肿及瘢痕。

（二）头颅

大小（正常、小颅、巨颅）、形态（方颅、尖颅、长颅）、运动（Musset 征）、压痛、异常隆起。

头围测量：（眉间 – 枕骨粗隆）。

（三）颜面及其器官

1. 眼

视功能、外眼、眼前节、内眼。

（1）视功能：视力（远视力和近视力）、视野、色觉、立体视觉（略）。

（2）外眼检查

1）眼睑：睑内翻、沙眼、上眼睑下垂、闭合障碍、水肿。

2）泪囊：请患者向上看，检查者用双手拇指轻压患者双眼内眦下方，挤压泪囊，同时观察有无分泌物或泪液自上下泪点溢出。

3）结膜：睑结膜、穹隆部结膜、球结膜。

上睑结膜检查：右手检查受检者左眼，左手检查右眼，用示指和拇指捏住上睑中外 1/3 交界处的边缘，嘱患者向下看，此时轻轻向前下方牵拉，然后示指向下压迫睑板上缘，并与拇指配合将睑缘向上捻转即可将眼睑翻开。检查后，轻轻向前下牵拉上睑，同时嘱患者往上看，即可使眼睑恢复正常。

4）眼球：突出、下陷、眼球运动。

甲亢眼征的检查方法

①Stellwag 征：瞬目减少；②Graefe 征：眼球下转时上眼睑不能下垂；③Mobius 征：集合运动减弱，目标由远处逐渐移近眼球时，两侧眼球不能适度内聚；④Joffroy 征：上视时无皱纹；⑤眼球运动的检查方法：医师用棉签或手指置于眼前 30～40 cm 处，按左→左上→左下、右→右上→右下 6 个方向的顺序进行，每一方向代表双眼的一对配偶肌的功能。

眼球震颤：双眼球发生一系列有规律的快速往返运动。检查方法：嘱被检查者头部不动，眼球随医生手指所示方向垂直、水平运动数次，观察眼球是否出现一系列有规律的快速往返运动。

（3）眼前节检查

1）角膜：角膜云翳，白斑，溃疡，角膜软化、老年环。

2）巩膜：黄疸，与色素成分增多鉴别。

3）虹膜：纹理模糊，裂孔。

4）瞳孔：注意形状、大小、位置、双侧是否等圆等大、对光反射、集合反射。

直接对光反射检查方法：用手电筒直接照射瞳孔并观察其反应，正常人，当受到光线刺激后瞳孔立即缩小，移开光源后瞳孔迅速复原。

间接对光反射：指光线照射一眼时，用一手挡住光线，另一眼瞳孔立即缩小，移开光线，瞳孔扩大。

集合反射：嘱患者注视 1 m 外的目标（通常是检查者的指尖），然后将目标逐渐移近眼球（距眼球约 5～10 cm），正常人此时可见双眼内聚，瞳孔缩小，称为集合反射。

近反射：以上双眼内聚、瞳孔缩小和晶状体的调节三者称近反射。

眼底检查：需借助眼底镜才能检查眼底。

2. 耳

(1)外耳：耳廓(外形、大小、位置和对称)、外耳道(皮肤，有无溢液)。

(2)中耳：鼓膜是否穿孔、溢脓。

(3)乳突：皮肤是否红肿，是否有压痛、瘘管或瘢痕。

(4)听力

检查方法：在静室内嘱被检查者闭目坐于椅子上，并用手指堵塞一侧耳部，医生持手表或以拇指与示指相互摩擦，自1 m以外逐渐移近被检查者耳部，直到被检查者听到声音为止，测量距离，同样方法检查另一耳。比较两耳的测试结果并与检查者的听力进行比较。正常人一般在1 m处可闻见机械表声或捻手指声。

3. 鼻

(1)外形：鼻的皮肤颜色和鼻外形改变(色素沉着、酒糟鼻、鞍鼻等)。

(2)鼻翼扇动。

(3)鼻中隔：居中、轻度偏曲、明显偏曲。

(4)鼻出血：双侧、单侧。

(5)鼻腔黏膜：充血、肿胀、萎缩。

(6)鼻腔分泌物：清稀无色、黏稠发黄或发绿。

(7)鼻窦：为鼻腔周围含气的骨性空腔，有窦口与鼻腔相通，为上颌窦、额窦、筛窦、蝶窦。

鼻窦压痛的检查方法。

1)上颌窦：位于左右颧部，检查时双手固定患者的两侧耳后，将拇指分置于左右颧部向后按压。也可以用右手中指指腹叩击颧部，并询问有否叩击痛。

2)额窦：位于眼眶上缘内侧，检查时一手扶持患者枕部，用另一拇指或示指置于眼眶上缘内侧用力向后、向上按压。或以两手固定头部，双手拇指置于眼眶上缘内侧向后、向上按压，询问有无压痛，两侧有无差异。也可以用中指叩击该区，询问有无叩击痛。

3)筛窦：鼻根部与眼内眦之间，检查时双手固定患者两侧耳后，双侧拇指分别置于鼻根部与眼内眦之间向后方按压。

4)蝶窦：不能在体表检查。

4. 口

口唇、口腔内器官和组织以及口腔气味。

(1)口唇：颜色、口角、溃疡、疱疹。

(2)口腔粘膜：颜色、溃疡、出血点、瘀斑。

(3)牙齿：龋齿、残根、缺牙、义齿等。

(4)牙龈：出血、牙槽溢脓(慢性牙周炎、牙龈瘘管)、铅线。

(5)舌：感觉、运动、形态。

(6)咽部和扁桃体：分为鼻咽、口咽和喉咽。咽部有无充血、出血点、分泌物。扁桃体大小。

咽部检查方法：被检查者取坐位，头略后仰，口张大发"啊"音，此时医生用压舌板在舌的前2/3与后1/3交界处迅速下压，此时软腭上抬，在照明的配合下即可以见软腭、腭垂、软腭弓、扁桃体、咽后壁等。

扁桃体分度(图1-2-3)：

Ⅰ度：舌腭弓与咽腭弓之间。

Ⅱ度：超出咽腭弓。

Ⅲ度：达咽后壁中线。

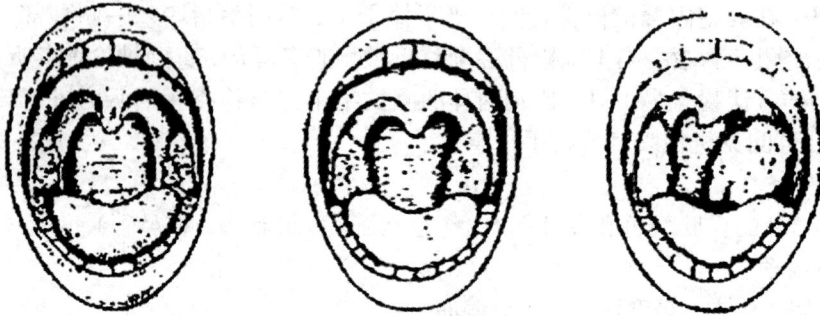

Ⅰ度扁桃体肿大　　　　　Ⅱ度扁桃体肿大　　　　　Ⅲ度扁桃体肿大

图1-2-3　扁桃体住置及其大小分度示意图

1—腭垂；2—扁桃体；3—咽腭弓；4—舌腭弓

(7)喉：喉咽之下，连接气管。有无失音。

(8)口腔的气味。

(9)腮腺：位于耳屏、下颌角、颧弓所构成的三角区内。正常不能触及。腮腺肿大见于：急性流行性腮腺炎、急性化脓性腮腺炎、腮腺肿瘤。

(四)思考题

1.头部的检查内容有哪些？

2.眼结膜的检查方法如何？

3.甲亢眼征有哪些？如何描述？

4.眼球运动检查方法如何？眼球运动6个方向脂肪的肌肉和神经是哪些？

5.瞳孔对光反射和集合反射检查手法如何？

6.鼻窦压痛的检查方法如何？

7.扁桃体的检查方法和肿大的分度如何？

(五)常用英文

1.英文单词

skull 头颅，visual acuity 视力，visual fields 视野，color sensation 色觉，eyelids 眼睑，conjunctiva 结膜，exophthalmos 眼球突出，cornea 角膜，auricle 耳廓，mastoid 乳突，auditory acuity 听力，nasal ale flap 鼻翼扇动，epistaxis 鼻出血，nasal sinus 鼻窦，nasal pharynx 鼻咽，oral pharynx 口咽，laryngeal pharynx 喉咽，parotid gland 腮腺

2.名词解释

Stellwag sign is a sign of infrequent or incomplete blinking associated with exophthalmos or Graves orbitopathy. It is accompanied by Dalrymple's sign, which is a retraction of the upper eyelids resulting in an apparent widening of the palpebral opening.

3. 简答题

How to examine pupil?

Normal pupils are perfectly round, equal in size, and constrict visibly to light and during accommodation. The *direct reaction to light* refers to constriction of the pupil receiving increased illumination. Constriction of the opposite pupil is termed *consensual pupil reaction*. *The reaction to accommodation* is best tested by holding one fingertip about 4 inches from the eye being tested. If the pupil reacts to light, it ordinarily may be assumed that reaction to accommodation will be present. Failure to react to light with preservation of *convergence* is very characteristic of central nervous system syphilis.

颈部检查

(一)颈部外形及分区

观察颈部有无包块、瘢痕，两侧是否对称。

1. 颈前三角

胸锁乳突肌内缘、下颌骨下缘、前正中线之间。

2. 颈后三角

胸锁乳突肌后缘、锁骨上缘、斜方肌之间。

(二)颈部姿势与运动

头不能抬起、斜颈、颈部运动受限、颈部强直。

(三)颈部皮肤与包块

1. 颈部皮肤

蜘蛛痣，感染，瘢痕，瘘管，银屑病。

2. 颈部包块

部位、数目、大小、质地、活动性、与邻近器官的关系，有无压痛等。

(四)颈部血管检查

1. 颈静脉

充盈情况，是否怒张、搏动。

(1)正常——立位或坐位：不显露。平卧——仅见于锁骨上缘至下颌角距离的下 2/3 以内。

(2)颈静脉怒张：坐位或者半坐位(45°)时静脉充盈度超过正常水平(明显充盈、怒张或搏动)。

2. 颈动脉

正常安静时看不到颈动脉的搏动，搏动增强见于主动脉关闭不全、高血压、甲亢、严重贫血。

3. 血管杂音

检查方法：坐位，用钟型听诊器听诊，如发现杂音，注意其部位、强度、性质、音调、传导方向和出现时间，患者姿势和呼吸对杂音的影响。

（五）甲状腺检查

正常甲状腺位于甲状软骨下方和两侧，约 15～25 g，表面光滑，不易触及。

1. 视诊

大小及对称性，检查时嘱被检查者做吞咽动作，可见甲状腺随吞咽动作向上移位，如不易辨认，再嘱被检查者两手放于枕后，头向后仰，再行观察。

2. 触诊

轮廓、大小、表面情况、震颤。

（1）甲状腺峡部触诊：站于受检者前面用拇指或站于受检者后面用示指从胸骨上切迹向上触摸，同时请受检者吞咽，判断有无增厚、肿块。

（2）甲状腺侧叶触诊

前面触诊法：一手拇指施压于一侧甲状腺软骨，将气管推向对侧，另一手示、中指在对侧胸锁乳突肌后缘向前推挤甲状腺侧叶，拇指在胸锁乳突肌前缘触诊，配合吞咽动作，重复检查，可触及被推挤的甲状腺。同样方法检查另一侧甲状腺。

后面的触诊法：站在被检查者后面，一手示、中指施压于一侧甲状腺软骨，将气管推向对侧，另一手拇指在对侧胸锁乳突肌后缘推挤甲状腺，示、中指在其前缘触诊甲状腺，配合吞咽动作，重复检查。用同样方法检查另一侧甲状腺。

3. 听诊

用钟形听诊器直接放在肿大的甲状腺上，看是否听到连续性静脉"嗡鸣"声或者收缩期动脉杂音（甲亢）。

4. 甲状腺肿大分度

Ⅰ度：能触不能见。

Ⅱ度：能触又能见，在胸锁乳突肌以内。

Ⅲ度：超过胸锁乳突肌外缘。

（六）气管检查

检查方法：坐位或者仰卧位，医生示指与环指分别置于胸锁关节上，然后将中指置于气管之上，观察中指是否在示指与环指中间，或以中指置于气管与两侧胸锁乳突肌之间的间隙，据两侧间隙是否等宽来判断气管有无偏移。

（七）思考题

1. 颈部检查包括哪些内容？

2. 甲状腺检查手法如何？肿大如何分度？

3. 气管检查手法如何？

（八）常用英文

1. 英文单词

hepatojugular reflux sign 肝－颈静脉回流征，thyroid 甲状腺

2. 名词解释

Oliver sign：or the tracheal tug sign，is an abnormal downward movement of the trachea during systole that can indicate a dilation or aneurysm of the aortic arch. Oliver's sign is elicited by gently grasping the cricoid cartilage and applying upward pressure while the patient stands with his or her chin extended upward. Due to the anatomic position of the aortic arch, which overrides the left main bronchus, a downward tug of the trachea may be felt if an aneurysm is present.

3. 简答题

How to examine thyroid gland by palpation?

Seat the patient in a chair and stand behind him. He must be relaxed and comfortable with his chin lowered and the back of his head resting against your body. Place your fingers anteriorly with their tips over the patient's thyroid, and the thumbs resting on the patient's posterior neck. Throughout the examination, repeatedly ask the patient to swallow to facilitate identification and delineation of the gland. The examiner should feel as much of the thyroid gland as possible. The size, configuration, consistency, presence, and number of abnormal nodules should be carefully recorded.

（吴静、刘泽灏）

一般检查及头颈部检查实习报告

体温　℃　　　脉搏/每分钟　　　　呼吸/每分钟　　　　血压

一般情况：发育＿＿＿＿＿＿＿＿＿＿＿＿　营养＿＿＿＿＿＿＿＿＿＿＿＿

　　　　　神志＿＿＿＿＿＿＿＿＿＿＿＿　表情＿＿＿＿＿＿＿＿＿＿＿＿

　　　　　面容＿＿＿＿＿＿＿＿＿＿＿＿　体位＿＿＿＿＿＿＿＿＿＿＿＿

　　　　　步态＿＿＿＿＿＿＿＿＿＿＿＿

皮　　肤：色泽＿＿＿＿＿＿＿＿＿＿＿＿　弹性＿＿＿＿＿＿＿＿＿＿＿＿

　　　　　温度＿＿＿＿＿＿＿＿＿＿＿＿　湿度＿＿＿＿＿＿＿＿＿＿＿＿

　　　　　皮疹＿＿＿＿＿＿＿＿＿＿＿＿　出血＿＿＿＿＿＿＿＿＿＿＿＿

　　　　　水肿＿＿＿＿＿＿＿＿＿＿＿＿　蜘蛛痣＿＿＿＿＿＿＿＿＿＿＿

　　　　　溃疡及瘢痕＿＿＿＿＿＿＿＿＿　毛发分布＿＿＿＿＿＿＿＿＿＿

　　　　　淋巴结：全身淋巴结有无肿大＿＿＿＿＿＿＿＿＿＿＿＿＿＿＿＿＿

　　　　　　　　　有下列淋巴结肿大＿＿＿＿＿＿＿＿＿＿＿＿＿＿＿＿＿

头部：头颅：形状＿＿＿＿＿＿＿＿　大小＿＿＿＿＿＿＿　压痛＿＿＿＿＿＿

　　　　　　肿块＿＿＿＿＿＿＿＿　头皮＿＿＿＿＿＿＿　其他＿＿＿＿＿＿

　　　头发：量＿＿＿＿＿＿＿　色＿＿＿＿＿＿＿　光泽＿＿＿＿＿＿＿

　　　　　　其他＿＿＿＿＿＿＿＿＿＿＿＿

眼：眼眉＿＿＿＿＿＿＿＿＿＿＿　睫毛＿＿＿＿＿＿＿＿＿　眼睑＿＿＿＿＿＿

　　结膜＿＿＿＿＿＿＿＿＿＿＿　眼球＿＿＿＿＿＿＿＿＿　巩膜＿＿＿＿＿＿

　　角膜＿＿＿＿＿＿＿　瞳孔＿＿＿＿＿＿＿　对光反射＿＿＿＿＿＿＿　调节反射＿＿＿＿＿

耳：耳廓＿＿＿＿＿＿＿　分泌物＿＿＿＿＿＿＿　乳突压痛＿＿＿＿＿＿＿　听觉＿＿＿＿＿＿

鼻：外形＿＿＿＿＿＿＿　鼻翼煽动＿＿＿＿＿＿＿　分泌物＿＿＿＿＿＿＿　鼻旁窦压痛＿＿＿＿

口腔：气味＿＿＿＿＿＿＿＿＿＿＿＿＿　流涎＿＿＿＿＿＿＿＿＿＿＿＿＿

唇：色＿＿＿＿＿＿＿＿＿　溃疡＿＿＿＿＿＿＿＿＿　疱疹＿＿＿＿＿＿＿＿＿

齿：缺齿＿＿＿＿＿＿＿　义齿＿＿＿＿＿＿＿　龋齿＿＿＿＿＿＿＿　其他＿＿＿＿＿＿＿

齿龈：色_____ 出血_____ 齿槽溢脓_____

舌：偏斜_____ 震颤_____ 舌苔_____ 舌乳头萎缩_____

口腔黏膜：色_____ 溃疡_____ 出血点_____ 色素沉着_____ 斑疹_____

咽：充血_____

扁桃体：大小_____ 颜色_____ 渗出物_____

颈部：强直_____ 对称_____ 动脉搏动_____ 静脉充盈_____

气管：位置_____

甲状腺：大小_____ 硬度_____ 对称_____

检查者签名：

日期：

实习指导三　一般检查及头颈部检查病理征

一、实习要求

1. 掌握全身状态检查的常见病理征及临床意义
2. 掌握皮肤检查的常见病理征和临床意义
3. 触诊各种肿大淋巴结，掌握浅表淋巴结肿大的意义
4. 掌握头颈部检查的病理征和临床意义

二、实习方法及时间分配

1. 教师讲解，看录像、病理征的幻灯片(1.5 学时)
2. 到病房见习各种病理征，并用正确的方法进行检查(1 学时)
3. 讨论、总结(0.5 学时)

三、实习器材

手电筒、压舌板、体温表(口表及肛表)、皮尺。

四、实习内容

一般检查病理征

(一)全身状态常见病理征

1. 发育异常

(1)巨人症。

(2)侏儒症。

(3)呆小症。

(4)佝偻病。

(5)性发育异常。

2. 营养状态异常

(1)营养不良

消瘦：成人体重 < 标准体重 10%，BMI < 18.525 kg/m^2，重者可成恶病质。

(2)营养过度

肥胖：体重 > 20%，或我国标准 BMI ≥ 25 kg/m^2，世界卫生组织标准为 BMI ≥ 28 kg/m^2。

①外源性：热量摄入过多。

②内源性：内分泌疾病，如 Cushing 综合征、甲状腺功能减退。

3. 意识障碍

（1）嗜睡：持续睡眠状态，能唤醒，很快又入睡。

（2）意识模糊：定向障碍（时间、地点、人物）。

（3）昏睡：熟睡状态，不易唤醒，醒时答话含糊或答非所问。

（4）昏迷：轻度昏迷，中度昏迷，深度昏迷。

（5）谵妄：意识模糊、定向力丧失、感觉错乱（幻觉，错觉）、躁动不安，言语杂乱。

4.语调和语态异常

语调：声音嘶哑、失音、失语、口吃。

语态：震颤麻痹、舞蹈症、手足徐动。

5.面容与表情异常图（1-3-1）

（1）急性病容：潮红，不安，呼吸急促。

（2）慢性病容：憔悴，灰暗或苍白，目光黯淡。

（3）贫血病容：苍白，无力。

（4）二尖瓣面容：两颊及口唇发绀。

（5）甲亢面容：面容惊愕，眼裂大，突眼，目光闪闪有神，不安烦躁易怒。

（6）黏液性水肿面容：面色苍白，浮肿，睑厚面宽，目光呆滞，反应迟钝，眉毛稀疏。

（7）满月脸：面如满月，皮肤发红，伴痤疮。

（8）肢端肥大症面容：头颅增大，面长颌大，眉弓及两颧隆起，唇舌肥厚，耳鼻增大。

（9）肝病面容：面色晦暗，额、鼻、双颊有褐色素沉着。

（10）肾病面容：面色苍白，双睑、颜面水肿。

（11）伤寒面容：表情淡漠，反应迟钝。

（12）苦笑面容：牙关紧闭，面肌痉挛，呈苦笑状。

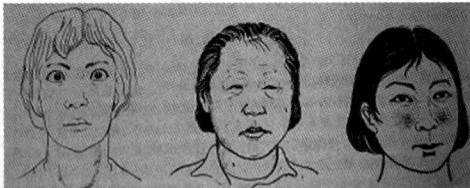

甲亢面容　　黏液性水肿面容　　二尖瓣面容

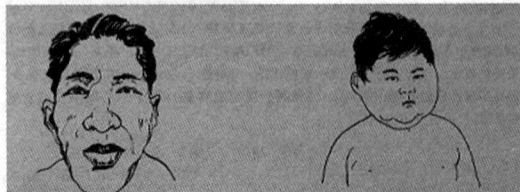

肢端肥大症面容　　　　　满月脸

图1-3-1　面容与表情异常

6.体位异常

强迫体位：

（1）强迫仰卧位：急性腹膜炎。

(2)强迫俯卧位：脊柱疾病。

(3)强迫侧卧位：胸膜炎或胸腔积液。

(4)强迫坐位：端坐呼吸。

(5)强迫蹲位：先天性心脏病。

(6)强迫停立位：心绞痛。

(7)辗转体位：胆石症，肾绞痛。

(8)角弓反张位：破伤风，小儿脑膜炎。

7.步态异常

(1)蹒跚步态：佝偻病，大骨节病。

(2)醉酒步态：小脑疾病，酒精中毒。

(3)共济失调步态：脊髓痨。

(4)慌张步态：震颤麻痹。

(5)跨阈步态：腓总神经麻痹。

(6)剪刀步态：脑性瘫痪。

(7)间歇性跛行：下肢动脉硬化。

(二)皮肤黏膜常见病理征

1.苍白

贫血，雷诺氏病。

2.发红

发热性疾病，Cushing 综合征。

3.发绀

皮肤呈青紫色。

多位于舌唇、耳廓、面颊、肢端，是由于血液中还原血红蛋白含量增多所致。

4.黄染

(1)黄疸(肝胆疾病)(胆红素 >34 umol/L)

1)巩膜、软硬颚、皮肤处。

2)巩膜黄染是连续的，近角膜处轻，远角膜处重。

(2)胡萝卜素增多

1)先出现于手掌、足底、前额。

2)一般不出现巩膜和口腔黏膜黄染。

3)血胆红素不高。

药物：阿的平、呋喃类药、皮肤、巩膜。近角膜处重，远角膜处轻。

5.色素沉着

Addision 病、肝病。

6.色素脱失

白癜、白斑、白化病。

7.温度与出汗

(1)皮肤异常干燥：维生素 A 缺乏、脱水、硬皮病。

(2)夜间盗汗：结核。

（3）大汗淋漓伴皮肤发凉：休克、虚脱。

（4）阵发性出汗：植物神经功能紊乱。

（5）多汗：甲亢。

8.皮肤弹性减退

松手后皮肤不能很快平展，见于严重脱水、长期消耗性疾病、老年人。

9.皮疹

（1）斑疹：不隆起皮面，只有颜色的改变，见于斑疹伤寒、丹毒、风湿性多形红斑。

（2）玫瑰疹：见于胸腹部，出现的一种鲜红色、小的圆形斑疹。

（3）丘疹：隆起皮面，且有颜色改变，见于药物疹、麻疹、猩红热。

（4）斑丘疹：丘疹周围皮肤发红，见于猩红热、药物疹、风疹。

（5）荨麻疹：又称风团，是皮肤速发型变态反应所致。

（6）疱疹：腔性皮损，腔内含液体。

10.皮下出血

表现为局部皮肤青紫色，压之不褪色。

（1）瘀点：直径 <2 mm。

（2）紫癜：直径 3～5 mm。

（3）瘀斑：直径 >5 mm。

（4）血肿：高出皮肤，大片出血。

11.肝掌和蜘蛛痣

皮肤小动脉末端分支性扩张所形成的血管痣，形似蜘蛛。

（1）检查方法及分布。

（2）原因：雌激素升高。

12.水肿

（1）轻度水肿：见于眼睑，眶下，胫前，踝部。

（2）中度水肿：全身组织均可见明显水肿。

（3）重度水肿：全身组织水肿，伴浆膜腔积液。

13.皮下结节

（1）囊蚴结节。

（2）类风湿结节。

（3）痛风结节：多位于耳部及指趾关节处，为绿豆大小硬结，橙红色、黄色或乳白色，无症状或有疼痛。

（4）结节性红斑：鲜红色，高出皮肤表面，大小不等，形如蚕豆、杏仁或核桃，结节融合一起，也可大如鸡蛋。损害边界清楚，颜色由鲜红渐变为暗红。

（5）Osler 结节：见于感染性心内膜炎。

14.毛发脱落

（1）局部皮肤病变：麻风、梅毒。

（2）神经营养状态：斑秃。

（3）内分泌疾病：甲状腺功能减低、垂体前叶功能低下。

（4）发热性疾病：伤寒。

(5)药物及放射线的影响：环磷酰胺。

(6)外伤。

(7)年龄。

(三)淋巴结肿大病理征

1.局部肿大

(1)非特异性感染性淋巴结炎。

(2)特异性感染性淋巴结炎：淋巴结结核、淋病。

(3)恶性肿瘤淋巴结转移。

2.全身淋巴结肿大

(1)感染性疾病：病毒、细菌等。

(2)非感染性疾病。

①结缔组织疾病：系统性红斑狼疮、干燥综合征。

②血液系统疾病：淋巴瘤、各种白血病。

头部检查病理征

(一)头颅病理征

1.形态大小异常

(1)小颅：囟门早闭。

(2)巨颅：脑积水。

(3)方颅：佝偻病、先天性梅毒。

(4)尖颅：Apert 综合征。

(5)长颅：巨人症。

(6)变形颅：Paget 病。

2.运动异常

颈椎病、震颤麻痹、Musset 征。

(二)眼部病理征

1.眼睑病理征

(1)睑内翻：沙眼。

(2)上眼睑下垂：重症肌无力。

(3)眼睑闭合障碍：甲亢，面瘫。

(4)眼睑水肿：肾炎。

2.结膜病理征

充血水肿、苍白、发黄、出血点、结膜下出血。

3.眼球病理征

(1)眼球突出：

1)单侧：局部炎症或眶内占位病变、甲亢。

2)双侧：甲亢

甲亢眼征(图 1 - 3 - 2)：

①Stellwag 征：瞬目减少。

②Graefe 征：眼球下转时上眼睑不能下垂。

③Mobius 征：内聚不良。

④Joffroy 征：上视时无皱纹。

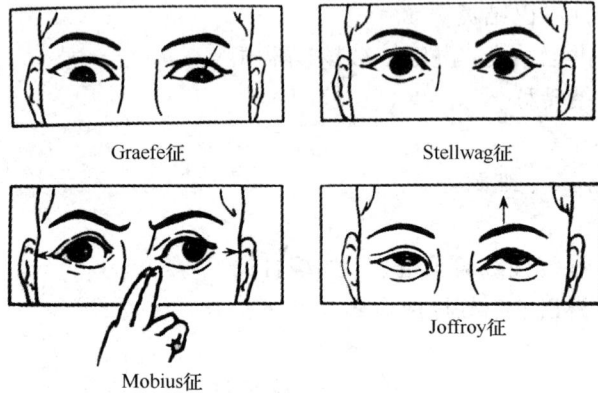

图 1 - 3 - 2　甲亢眼征

（2）眼球下陷：单侧——Honer 综合征。

（3）眼球震颤：双侧眼球发生有规律、快速来回运动。

4. 角膜病理征

角膜云翳、白斑、溃疡、角膜软化、老年环。

Kayser – Fleischer 环：见于肝豆状核变性。

5. 巩膜

黄疸。

6. 虹膜

纹理模糊、裂孔。

7. 瞳孔

（1）瞳孔缩小：中毒、药物反应。

（2）瞳孔扩大：外伤、失明、阿托品等。

（3）瞳孔大小不等：颅内病变、伴对光反射减弱提示中脑功能损害。

（4）对光反射迟钝或消失：昏迷。

（5）集合反射消失：眼运动神经损害、眼肌麻痹。

（三）耳部检查病理征

（1）外耳：外耳道溢液。

（2）中耳：鼓膜穿孔、溢脓。

（3）乳突：红肿、压痛、瘘管或瘢痕。

（4）听力：下降。

（四）鼻检查病理征

（1）酒渣鼻。

（2）鼻翼扇动。

（3）鼻中隔偏曲。

（4）鼻衄。

（5）鼻腔黏膜充血、肿胀、萎缩。

（6）鼻窦压痛。

（五）口

（1）口唇苍白，口角溃疡、疱疹。

（2）口腔黏膜出血、溃疡、色素沉着、麻疹黏膜斑、鹅口疮。

（3）龋齿、缺牙、义牙。

（4）牙龈出血、牙槽溢脓、铅线。

（六）舌

（1）渴感：尿崩症、糖尿病。

（2）舌痛：损伤、溃疡、全身疾病。

（3）干燥舌：鼻部疾患、吸烟、放疗后。

（4）舌体增大：舌炎、舌肿瘤。

（5）地图舌：核黄素缺乏。

（6）裂纹舌：梅毒。

（7）草莓舌：猩红热、长期发热。

（8）牛肉舌：糙皮病。

（9）镜面舌：贫血、萎缩性胃炎。

（10）毛舌：真菌感染。

（11）运动异常：震颤－甲亢、偏斜－舌下神经麻痹。

（七）咽及扁桃体

（1）黏膜充血、肿胀、淋巴滤泡增生。

（2）扁桃体肿大（见图 1－2－3）：

Ⅰ度：舌腭弓与咽腭弓之间。

Ⅱ度：超出咽腭弓。

Ⅲ度：达咽后壁中线。

（八）喉

（1）急性失音：急性炎症。

（2）慢性失音：喉癌。

（九）口腔的气味

（1）腥臭味：齿槽脓肿。

（2）血腥味：齿龈出血。

（3）烂苹果味：糖尿病酮症酸中毒。

（4）尿味：尿毒症。

（5）肝臭味：肝坏死、肝脓肿。

（6）大蒜味：有机磷中毒。

（十）腮腺

肿大：

（1）急性流行性腮腺炎。

（2）急性化脓性腮腺炎。

（3）腮腺肿瘤。

颈部检查病理征

1. 颈部姿势与运动异常

（1）头不能抬起：重症肌无力、进行性肌萎缩等。

（2）斜颈：外伤，瘢痕收缩、颈肌痉挛等。

（3）颈部运动受限：炎症、扭伤、颈椎结核或肿瘤等。

（4）颈部强直：脑膜炎、蛛网膜下隙出血。

2. 颈部皮肤

蜘蛛痣、感染、瘢痕、瘘管、银屑病。

3. 颈部包块

部位、大小、质地、活动性、发生和生长。

（1）非特异性淋巴结炎：有压痛，质地不硬。

（2）恶性肿瘤淋巴结转移：质地硬，有其他部位病变。

（3）血液系统疾病：全身性、无痛性淋巴结肿大。

（4）囊状瘤：圆形，表面光滑。

（5）囊肿：有弹性而无全身症状。

4. 颈部血管检查

（1）颈静脉怒张：45°的半坐位时静脉充盈度超过正常水平，见于右心衰竭、心包积液、缩窄性心包炎、上腔静脉阻塞综合征。

（2）颈静脉搏动增强：见于三尖瓣关闭不全。

（3）颈动脉搏动增强：主动脉瓣关闭不全、高血压、甲状腺功能亢进、严重贫血。

（4）颈部大血管区杂音：颈动脉或椎动脉狭窄。

（5）锁骨上窝杂音：锁骨下动脉狭窄。

5. 甲状腺肿大

（1）分度：

Ⅰ度：能触不能见；

Ⅱ度：能触又能见，在胸锁乳突肌以内；

Ⅲ度：超过胸锁乳突肌外缘。

（2）甲状腺肿大的意义：

1）甲亢

2）单纯性甲状腺肿

3）甲状腺癌

4）慢性淋巴性甲状腺炎

5）甲状旁腺腺瘤

6. 气管

气管移位：

（1）偏向健侧：见于胸腔积液、积气、纵隔肿瘤、单侧甲状腺肿大。

（2）偏向患侧：见于肺不张、肺硬化、胸膜粘连。

（3）Oliver 征：主动脉弓动脉瘤时，心脏收缩时瘤体膨大将气管压向后下，因而每随心脏博动可触到气管向下拽动。

五、思考题

1. 请描述扁桃体肿大的分度。

2. 请描述淋巴结肿大的意义。

3. 请描述甲亢的眼征。

4. 请描述甲状腺肿大的分度。

5. 请描述甲状腺肿大的临床意义。

6. 请描述气管移位的临床意义。

六、常用英文

（一）英文单词

giantism 巨人症，midgetism 侏儒症，cretinism 呆小症，rickets 佝偻病，malnutrition 营养不良，ematiation 消瘦，cachexia 恶病质，somnolence 嗜睡，confusion 意识模糊，stupor 昏睡 ，coma 昏迷，delirium 谵妄，orthopnea 端坐呼吸，acute ill face 急性病容，chronic disease face 慢性病容，anaemia face 贫血病容，mitral facies 二尖瓣面容，hyperthyreosis facies 甲亢面容，myxedema facies 黏液性水肿面容，moon – shaped face 满月脸，acromegaly facies 肢端肥大症面容，compulsive position 强迫体位，intermittent claudication 间歇性跛行，pallor 苍白，redness 发红，cyanosis 发绀，stained yellow 黄染，petechia 瘀点，purpura 紫癜，ecchymosis 瘀斑，haematoma 血肿，liver palms 肝掌，spider angioma 蜘蛛痣，hyperthyroidism 甲亢，simple goite 单纯性甲状腺肿，thyroid cancer 甲状腺癌，chronicity lymph – thyroiditis 慢性淋巴性甲状腺炎，parathyroid cancer 甲状旁腺腺瘤

（二）名词解释

1. Flapping tremor：It can frequently be seen in the presence of hepatic cama. This is best seen in the hands, although it may occur in the feet or tongue, with the arms outstretched on the bed, the wrists dorsiflexed and the fingers spread apart, there occurs episodes of rapid alternating flexion and extension movements at the patient's wrists and the metacarpophalangeal joints.

2. Oxycephaly：Also called steeple skull, which results from premature union of the cranial sutures that leads to grotesque malformations of the calvarium, is not ordinarily accompanied by mental retardation.

3. Microcephaly：It is a congenitally small skull resulting from failure of the brain to develop normally in size and function. The result, a skull much smaller than normal, is always accompanied by severe mental retardation.

4. Gigantism: It is caused by hypersecretion of the anterior pituitary growth hormone. This overactivity of anterior lobe gegins before the body epiphyses fuse, there results an individual of abnormally large stature with absent or retarted sexual development.

5. Spider angioma: A spider angioma is a type of telangiectasis found slightly beneath the skin surface, often containing a central red spot and reddish extensions which radiate outwards like a spider's web. They are common and may be benign, presenting in around 10 ~ 15% of healthy adults and young children. However, having more than five spider naevi may be a sign of liver disease.

6. Von Graefe's sign: It is the immobility or lagging of the upper eyelid on downward rotation of the eye, indicating exophthalmic goiter (Graves' Disease).

7. Purpura: Purpura is the appearance of red or purple discolorations on the skin that do not blanch on applying pressure. They are caused by bleeding underneath the skin. Purpura measure (3 ~5 mm), whereas petechiae measure less than 3 mm, and ecchymoses greater than 5mm.

8. Joffroy's sign: It is a clinical sign in which there is a lack of wrinkling of the forehead when a patient looks up with the head bent forwards. It occurs in patients with exophthalmos in Graves disease.

9. Jaundice: It is a yellowish pigmentation of the skin, the conjunctival membranes over the sclerae (whites of the eyes), and other mucous membranes caused by hyperbilirubinemia (increased levels of bilirubin in the blood). This hyperbilirubinemia subsequently causes increased levels of bilirubin in the extracellular fluid. Concentration of bilirubin in blood plasma does not normally exceed 1 mg/dL ($>17 \mu mol/L$). A concentration higher than 1.8 mg/dL ($>30 \mu mol/L$) leads to jaundice. Jaundice is often seen in liver disease such as hepatitis or liver cancer. It may also indicate leptospirosis or obstruction of the biliary tract, for example by gallstones or pancreatic cancer, or less commonly be congenital in origin.

10. Intermittent claudication: It is a clinical diagnosis given for muscle pain (ache, cramp, numbness or sense of fatigue), classically in the calf muscle, which occurs during exercise, such as walking, and is relieved by a short period of rest. It is one of the hallmarks of atherosclerosis of the lower extremity arteries.

(三) 简答题

1. How to identify overweight and edema?

Overweight or obesity may be either exogenous or endogenous in origin. Edema must be differentiated from obesity, in edema the tissues pit (indent) when pressed with finger. This phenomena is not present in obesity.

2. Please describe theclinical significance of lymphadenopathy.

Lymphadenopathy may be either localized or generalized. The former is generally associated with a local infectious process in the anatomic area drained by the nodes in question, or neoplasm. Texture, size, tenderness, and fixation can all weigh in favor of one or the other of these possibilities; hard nodes favor neoplsms , as do greatly enlarged (>3 cm), nontender, and fixed nodes. Small, soft, tender, red, and movable nodes are more often a result of inflammation or some other type of antigenic challenge. Location is also of importance; isolated occipital, postauricular, or epitrochlear lymphadenopathy is unusual in primary lymphoma and more commonly results from locallized inflammation. Posterior or anterior cervical, supraclavicular, mediastinal, or intraabdominal adenopathy is more commonly associated with neoplasia.

(吴静、刘泽灏)

实习指导四　胸部视、触、叩诊检查

一、实习要求

1. 掌握胸部体表标志
2. 重点掌握语颤及比较叩诊的操作及手法，辨别各种叩诊音
3. 掌握视、触、叩诊的检查内容及方法

二、实习方法及时间分配

1. 看录像、教师讲解及示范(分内容讲解，共 1 学时)
2. 学生两人一组互相练习(分内容练习，共 1.5 学时)
3. 学生示范(不同学生分别示范不同内容)，老师学生共同点评(共 0.5 学时)
4. 教师小结(10 分钟)

三、实习器材

记号笔、尺、听诊器。

四、实习内容

(一)胸部体表标志

(1)骨骼标志(胸骨上切迹、胸骨柄、胸骨角——第 2 肋、剑突、腹上角、肋骨、肋间隙、肩胛骨、肩胛下角——第 7 肋、脊柱棘突)。

(2)垂直线标志(前正中线、胸骨线、胸骨旁线、锁骨中线、腋前、腋中线、腋后线、肩胛线、后正中线)。

(3)自然陷窝及解剖区域(腋窝、胸骨上窝、锁骨上窝、锁骨下窝、肩胛上区、肩胛下区、肩胛区、肩胛间区)。

(二)视诊及触诊

1. 胸壁和胸廓体查

(1)视诊注意观察胸壁皮肤、胸壁静脉、肋间隙，及胸廓形态。

(2)触诊注意观察胸壁压痛、特殊触感(如皮下气肿)、静脉曲张方向判断，及胸廓局部隆起和肿块(需描述肿块的部位、大小、数目、外形、质地、压痛，与周围组织关系及活动度)。

2. 乳房体查

(1)视诊注意观察乳房大小、对称性、乳房皮肤、乳头、乳晕，以及腋窝和锁骨上窝有无红肿、肿块、溃疡、瘘管、瘢痕等。

(2)触诊：被检查者采取坐位，双上肢先下垂，然后双上肢高举超过头部或双手叉腰再

进行检查。由健侧乳房开始，后检查患侧。每侧乳房均由外上象限开始，左侧按顺时针方向，右侧按逆时针方向，由浅入深触诊。注意观察乳房质地、弹性、压痛及肿块（描述同胸廓肿块）；触诊乳头乳晕，每侧乳头均应以轻柔力量挤压，注意观察有无肿块及分泌物；此外还应触诊腋下及锁骨上淋巴结。

3.肺和胸膜体查

1）肺和胸膜视诊

注意观察呼吸运动方式、呼吸频率、呼吸深度、呼吸节律。

2）肺和胸膜触诊

（1）胸廓扩张度双手触诊方法

①前胸廓扩张度的测定，检查者两手置于被检查者胸廓下面的前侧部，左右拇指分别沿两侧肋缘指向剑突，拇指尖在前正中线两侧对称部位，两手掌和伸展的手指置于前侧胸壁。（或也可取后胸廓扩张度的测定，则将两手平置于被检查者背部，约于第10肋骨水平，拇指与中线平行，并将两侧皮肤向中线轻推。）

②嘱被检查者作深呼吸，观察比较两手感触到胸廓的活动度情况。

（2）语音震颤触诊方法

①检查者将左右手掌的尺侧缘轻放于被检查者两侧胸壁的对称部位，然后嘱被检查者用同等强度重复轻发"yi"长音。

②自上至下，从内到外比较两侧相应部位两手感触到语音震颤的异同、增强或减弱（前胸可选择锁骨中线上中下三个部分进行触诊，在下部手指方向与肋弓平行；后胸肩胛间区选择上下部，用双手鱼际肌对称性比较震颤，再选择肩胛下区和侧胸壁进行触诊震颤——以上部位仅供参考）。

（3）胸膜摩擦感操作方法

操作手法同语音震颤触诊方法，部位常于胸廓的前下侧部，嘱被检查者深慢呼吸，吸气和呼气时均可触及，但屏住呼吸时消失。

（三）叩诊

（1）间接叩诊：手指动作、方法、顺序。

①以左中指的第二指节作为叩诊板指，紧贴于叩击部位表面，右手中指以右腕关节和指掌关节活动叩击左手中指第二指骨的前端或第一、第二之间的指关节。

②对比叩诊：首先检查前胸，由锁骨上窝开始，自上至下，左右对比叩诊；其次检查侧胸壁，嘱被检查者举起上臂，前臂置于头部后方，自腋窝开始向下叩诊至肋缘，左右对比叩诊；最后叩诊背部，嘱被检查者向前稍低头，双手于前方交叉抱肘，自上至下进行叩诊，叩诊时应左右、上下、内外对比叩音的变化。

（2）直接叩诊：检查者将手指并拢以其指腹对被检查者胸壁进行叩击。

（3）肺界及肺下界移动度

①肺上界叩诊：患者平静呼吸，自斜方肌前缘中央部开始叩诊为清音，逐渐叩向外侧，当由清音变成浊音时，即为肺上界的外侧终点。然后再由上述中央部叩向内侧，由清音变为浊音时，即为肺上界的内侧终点。该清音带的宽度即为肺尖的宽度，正常为4～6 cm。

②肺前界叩诊：正常的左肺前界相当于心脏的绝对浊音界，右肺前界相当于锁骨线的位置。嘱患者平静呼吸，检查者站于被检查者右侧，从心尖搏动位置外2～3 cm开始逐一肋间

向上、由外向内叩诊，叩出心脏绝对浊音界（具体请参考心脏检查中心脏浊音界的叩诊方法）。

③肺下界叩诊：两侧肺下界大致相同，平静呼吸时位于锁骨中线第 6 肋间隙上，腋中线第 8 肋间隙上，肩胛线第 10 肋间隙上。患者平静呼吸，检查者于被检查者右侧，锁骨中线、腋中线、肩胛线自上至下叩出肺下界（绝对浊音界）的位置。

④肺下界移动度叩诊：相当于呼吸时膈肌的移动范围。嘱患者平静呼吸，于肩胛线上叩出肺下界的位置，然后嘱被检查者作深吸气后并屏住呼吸的同时，沿该线继续向下叩诊，当由清音变为浊音时，即为肩胛线上肺下界的最低点。当患者恢复平静呼吸后，同样先于肩胛线上叩出平静呼吸时的肺下界，再嘱作深呼气并屏住呼吸，然后再由下向上叩诊，直至浊音变为清音时，即为肩胛线上肺下界的最高点。最高点与最低点之间的距离即为肺下界移动度范围。正常人肺下界移动度范围为 6～8 cm（除肩胛线外也可叩锁骨中线及腋中线处的肺下界移动度）。

五、思考题

1. 名词解释

Louis 角，桶状胸，三凹征，胸式呼吸，腹式呼吸，间停呼吸，潮式呼吸，Kussmaul 呼吸，语音震颤，胸膜摩擦感

2. 简答题：

（1）胸部的主要垂直划线有哪些？

（2）简述语音震颤增强和减弱的临床意义。

（3）试述影响正常胸部叩诊音的强弱和音调高低的因素。

六、常用英文

1. 英文单词

Sternal angle（Louis angle）胸骨角，three depression sign 三凹征，barrel chest 桶状胸，rachitic rosary 串珠肋，pigeon chest 鸡胸，funnel chest 漏斗胸，Kussmaul breath/tidal breath（Cheyne - Stokes breath）潮式呼吸，Biots breath 比奥式呼吸，sighing breath 叹息呼吸，vocal fremitus 语音震颤，tactile fremitus 触觉语颤，pleural friction 胸膜摩擦感，mediate percussion 间接叩诊，immediate percussion 直接叩诊

2. 名词解释

（1）Sternal angle：Also termed Louis angle. It is formed by the protrusion of the conjunction composed of sternum and manabrium sterni. It connects bilaterally to each of the right and left second costal cartilage. It acts as an important landmark for counting rib and interspace, and indicates the bifurcation of the trachea, the upper level of the atria of heart, the demarcation of upper and lower part of mediastinum, and the fifth thoracic vertebra as well.

（2）Tidal breathing：Also called as cheyne - stokes respiration. Respiration waxes and wanes cyclically so that periods of deep breathing alternate with periods of apnea（no breathing）. The periods of the tidal breath can last from 30s to 2min. The periods of apnea can persist 5 - 30s. So only through carefully and long enough observation, the whole process could be realized. The mechanism of this rhythm is that the respiratory central excitability is depressed, the feedback system of the breath can't work normally.

(3) Ataxic breathing: Also called Biot's breahting. Ataxic breathing is characterized by unpredictable irregularity. Breaths may be shallow or deep, and stop for short periods. The mechanism of this rhythm is that the respiratory central excitability is depressed, the feedback system of the breath can't work normally. It is more severe than the tidal breathing, the prognosis is worse, often happening before demise.

3. 简答题

(1) The clinical significance of decreased fremitus?

Fremitus is decreased or absent when the voice is soft or when the transmission of vibrations from the larynx to the surface of the chest is impeded. Causes include an obstructed bronchus, chronic obstructive pulmonary disease, separation of the pleural surfaces by fluid (pleural effusion), fibrosis (pleural thickening), air (pneumothorax) or an infiltrating tumor; and also a very thick chest wall.

(2) The clinical significance of increased fremitus?

Fremitus is increased when transmission of sound is increased, as through the consolidated lung of lobar pneumonia.

(3) Please list the abnormal percussion sounds of the thorax?

The percussion sound can be changed at least the focus is larger than 3cm and the distance between the surface less than 5cm. The note will be dullness or flatness when air contain decreased, such as pneumonia, atelectasis, pulmonary infarction, pulnomary edema, tumor, pleural effusion, pleura thickening etc. The note will be hyperresonance when the pulmonary tension decreased and air contain increased. Such as emphysema.

(李敏、黄瓅、潘频华)

实习指导五　肺部听诊及肺部病理征

第一节　肺部听诊

一、实习要求

1. 掌握听诊器的使用方法及注意事项
2. 掌握三种呼吸音的特点及正常呼吸音的分布
3. 掌握异常呼吸音的特点及临床意义
4. 掌握干、湿啰音的特点及其临床意义

二、实习方法及时间分配

1. 实习前讲解及示范(0.5 学时)
2. 学生两人为一组互相练习(1.5 学时)
3. 教师带学生听病理体征(1.0 学时)
4. 教师小结(10 分钟)

三、实习器材

听诊器。

四、实习内容

(一)听诊注意事项

(1)诊查室内必须安静,避免嘈杂声音的影响,室内要温暖,听诊器的胸件在使用前应保持温暖,因寒冷可引起肌肉震颤而影响听诊。

(2)要患者解开衣服,将检查部位适当暴露,并采取舒适体位,使其全身肌肉松弛,以便进行听诊。

(3)医生要采取适宜方便的位置进行听诊,用手持听诊器的胸端,紧贴于听诊部位,避免缝隙漏气或因摩擦而产生杂音,不可过度用压力以致患者感到痛苦。

(4)集中注意力听取检查器官所发出的声音,辨别外来的杂音。

(二)听诊法

间接听诊法,利用听诊器听诊。使用听诊器时,将弯曲金属管的凹面向前,将耳件放在两耳的外耳道,接胸端(胸件)有钟型与膜型的不同,钟型胸件适用于小区域检查及听取低调杂音,膜型胸件适于听取深部病变及高调杂音的检查。

(三)肺部听诊

1.听诊方法、顺序

听诊一般由肺尖开始,自上而下分别检查前胸部、侧胸部和背部,而且要在上下、左右对称部位进行对比,每处至少听1~2个呼吸周期。必要时作深呼吸或咳嗽,易于听到呼吸音及啰音的变化。

听诊部位

(1)前、侧胸——锁骨上窝、锁骨中线上中下部、腋前线上下部、腋中线上下部,左右两侧共16个点。

(2)后、侧胸——腋后线上下部、肩胛间区上下部、肩胛下区内外部,左右两侧共12个点。

2.利用音像资料掌握肺部4种主要听诊音

正常呼吸音(支气管呼吸音、支气管肺泡呼吸音、肺泡呼吸音)、异常呼吸音、啰音、胸膜摩擦音。应注意呼吸音及啰音的部位、响度、音调、性质及与呼吸时相关系等。

(1)支气管呼吸音:类似把舌尖抬高张口呼出空气所发出的"哈"("ha")音。其特点为呼气期较吸气期为长,音较强,调较高。正常在喉,胸骨上窝,背部6、7颈椎及第1、2胸椎附近可听到。

(2)肺泡呼吸音:类似上齿咬下唇吸气时所产生的"夫"("fu – fu")音,声音柔和,有如微风吹拂的声音。其特点为吸气比呼气的声音长、强而调高、呼气期音短、弱而调低,此音在正常两侧肺野均可听到。

(3)支气管肺泡呼吸音:特点为吸气似肺泡呼吸音的吸气音,但音调较高且较响亮。呼气音似支气管呼吸音的呼气音,但强度稍弱。音调稍低。吸气与呼气声音在时间、度及音调几乎相等。正常此音在胸骨两侧第1、2肋间隙,肩胛间区的第3、4胸椎水平及肺尖前后部可听到。

(4)干啰音:持续时间较长,音调较高,吸、呼均可听到,以呼气为显著,性质、强度、部位及数量易变换。

(5)湿啰音:持续时间较短,且断续一次连续出现多个,多在吸气相出现,吸气末更清楚,部位性质不易变换,中、小可同时存在,咳嗽后可消失或出现。

3.语音共振

(1)检查者将听诊器放于被检查者两侧胸壁的对称部位,然后嘱被检查者用同等强度重复轻发"yi"长音。

(2)自上至下,从内到外比较两侧相应部位听诊到语音共振的异同、增强或减弱。

4.胸膜摩擦音

于胸廓的下前侧部,嘱被检查者深慢呼吸,吸气和呼气时均可闻及,但屏住呼吸时消失。

五、思考题

1.名词解释

支气管语音,管状呼吸音,干啰音,捻发音

2.简答题

(1)简述正常人支气管呼吸音、肺泡呼吸音的发生机制和听诊部位。

（2）简述异常支气管呼吸音及其常见原因。

（3）简述异常肺泡呼吸音的种类和临床意义。

（4）简述湿啰音的听诊特点和临床意义。

（5）简述干啰音的听诊特点和临床意义。

六、常用英文

1. 英文单词

bronchial breath sound 支气管呼吸音，vesicular breath sound 肺泡呼吸音，bronchovesicular breath sound 支气管肺泡呼吸音，moist rales 湿啰音，dry rales 干啰音，Velcro rales velcro 啰音，crepitus 捻发音，vocal resonance 语音共振，pleural friction rub 胸膜摩擦音

2. 名词解释

（1）Abnormal bronchial breath sound：Also called tubular breath sound. It is heard at the locations where vesicular breath sound should be heard is abnormal, and the reasons are as follows：1）Consolidation of lung tissue, often seen in pneumonia；2）Big cavity in the lung, often seen in pulmonary abxcess or cavity-formed pulmonary TB；3）Pressed atelactesia, often seen in lung abscess and cavitous pulmonary TB.

（2）Moist rales：produced due to passage of air through thin secretions in the respiratory tract, such as exudate, sputum, blood, mucus, or pus etc. They always discrete and short in time, often series of jeveral sounds appear, siginificant in inspiration or in the terminal phase of inspiration, present sometimes in the early phase of expiration, the location is rather fixed, quality not variable, medium and fine rale could be present simultaneously, it may diminish or disappear after cough.

（3）Dry rales：Also called rhonchi. They are produced because there present stricture or partial obstruction of the trachea, bronchi or bronchioles, air through these passways becomes turbulent, the pathologic basis for which is inflammatory membranous congestion and edema oversecretion, bronchial muscular spasm, obstruction due to tumor and foreign bodies in the bronchial lumen, and stricture due to oppressian of extraluminal enlarged lymph nodes or mediastinal tumors. They are continuous, relatively long, and musical adventious breath sound. They are rather high-pitched. Audible both during inspiration and expiration, in general more prominent during expiration. They are easily variable in intensity, quality and location, sometimes they change obviously instantly. Some rhonchi, which occur in the large air passages above main bronchi, may be very loud, audible easily even without stethoscope.

第二节　肺部综合病征

一、实习要求

1. 掌握常见综合病征的特点及临床意义

2. 将检查结果写入实习报告

二、实习方法及时间分配

1. 实习前讲解(30 分钟)
2. 教师带同学进病房实习(1 个学时)
3. 教师小结(10 分钟)

三、实习器材

记号笔,尺,听诊器。

四、实习内容

表 1 - 5 - 1   肺与胸膜常见疾病的体征

疾病	视诊		触诊		叩诊		听诊	
	胸廓	呼吸动度	气管位置	语音震颤	音响	呼吸音	啰音	语音共振
大叶性肺炎	对称	患侧减弱	正中	患侧增强	浊音	支气管呼吸音	湿啰音	患侧增强
肺气肿	桶装	双侧减弱	正中	双侧减弱	过清音	减弱	多无	减弱
哮喘	对称	双侧减弱	正中	双侧减弱	过清音	减弱	干啰音	减弱
肺水肿	对称	双侧减弱	正中	正常或减弱	正常或浊音	减弱	湿啰音	正常或减弱
肺不张	患侧平坦	患侧减弱	移向患侧	减弱或消失	浊音	减弱或消失	无	减弱或消失
胸腔积液	患侧饱满	患侧减弱	移向健侧	减弱或消失	实音	减弱或消失	无	减弱
气胸	患侧饱满	患侧减弱或消失	移向健侧	减弱或消失	鼓音	减弱或消失	无	减弱或消失

注意事项:

(一)关心体贴患者,为避免过多翻动患者,应检查完前面再检查背部,将检查部位适当暴露。

(二)环境要静,光线充足,手部温暖。

五、思考题

(1)简述肺气肿的体征。
(2)简述肺实变的体征。
(3)简述胸腔积液的体征。
(4)简述气胸的体征。

六、常用英文

Consolidation of lung 肺实变, pulmonary emphysema 肺气肿, atelectasis 肺不张, pleural effusion 胸腔积液，pneumothorax 气胸

（李敏、黄璨、潘频华）

实习报告：

胸廓及肺部检查实习报告

胸部：胸部形状_____

胸壁压痛（有无压痛及部位）_____

肺部：

视诊：呼吸运动_____

触诊：胸廓扩张度_____

　　　语颤_____

　　　摩擦感_____

　　叩诊：肺部叩诊音_____

　　　　　肺下界：左侧　锁骨中线_____腋中线_____肩胛线_____

　　　　　　　　　右侧　锁骨中线_____腋中线_____肩胛线_____

　　　　　肺下界移动度_____

听诊：呼吸音_____

　　　啰音_____

　　　语音共振_____

　　　摩擦音_____

签名：
日期：

（李敏）

实习指导六　心脏检查

一、实习要求

1.掌握心脏视、触、叩、听诊的内容、方法和顺序
2.重点掌握心界的叩诊及记录方法、心型的判断
3.掌握5个瓣膜区听诊区的部位及听诊顺序
4.正确识别正常第一、第二心音的特点

二、实习方法及时间分配(共3学时,150分钟)

1.讲解及复习心脏解剖学内容(15分钟)
2.讲解心脏视、触、叩、听诊的内容、要点及示范手法(50分钟)
3.同学两人一组相互练习,教师巡回指导纠正手法(50分钟)
4.随机考核(20分钟)
5.总结课堂内容及存在问题,布置课外作业(15分钟)

三、实习器材

直尺、标记笔、听诊器。

四、实习内容

(一)心脏的解剖学知识复习(借助心脏模型讲解)
(二)心脏视、触、叩、听诊的内容、要点及手法示范(借助一位学生做标准化患者)
1.视诊
(1)要点
受检者取仰卧位,充分暴露胸部;检查者位于受检者右侧,两眼与受检者的胸廓平齐,双眼视线与心前区呈切线方向。
(2)内容
①心前区有无隆起(剑突下、胸骨左缘第3~5肋间,胸骨右缘第2肋间),胸廓有无畸形(扁平胸、鸡胸、漏斗胸及脊柱畸形)。
②心尖搏动(位置、范围、有无负向心尖搏动)。
正常位置:一般位于胸骨左缘第5肋间锁骨中线内0.5~1 cm处。
正常范围:2~2.5 cm。
(注:部分正常人体表看不到心尖搏动)
③心前区异常搏动(胸骨左缘第2肋间、胸骨右缘第2肋间及胸骨上窝、胸骨左缘第3、4肋间、剑突下搏动)。

2. 触诊

(1)要点：对视诊的加强和补充。检查者先用右手全掌置于心前区，然后以手掌尺侧(小鱼际)或以示指、中指并拢的指腹进行不加压触诊。

(2)内容

①心尖搏动(位置、范围、强度)

触诊意义：区分心室收缩期与舒张期。触及心尖搏动时(和/或颈动脉或桡动脉搏动)标志心脏收缩期开始。必要时可结合听诊判断。

抬举性心尖搏动系左心室肥大体征。心尖徐缓、有力地搏动，将手指尖端抬起且持续至第二心音开始，同时心尖搏动范围也增大。

(注：部分正常人体表触不到心尖搏动)

②心前区异常搏动(补充视诊所见)

剑突下搏动的鉴别：手指平放在剑突下，指端指向剑突，向上后方加压，如搏动冲击指尖，且深吸气时增强，则为右心室搏动，提示右心室增大；如搏动冲击手指指腹，且深吸气时减弱，为腹主动脉搏动，提示腹主动脉瘤。

③震颤(部位、时期、临床意义)

部位：胸骨左缘第 2 肋间；胸骨左缘第 3 ~ 4 肋间；胸骨右缘第 2 肋间；心尖部。

时期：依靠心尖搏动区分收缩期还是舒张期或连续性。

意义：与心脏及血管在体表投影有关(肺动脉瓣狭窄、动脉导管未闭、室间隔缺损、主动脉瓣狭窄、二尖瓣狭窄、重度二尖瓣关闭不全)。

④心包摩擦感(部位)

部位：胸骨左缘第 3、4 肋间(心包裸区)。

时期：收缩期和舒张期双相粗糙摩擦感。

特点：以收缩期、前倾位或呼气末更为明显。

3. 叩诊

(1)要点

①间接叩诊法，力量适中(左侧轻叩，右侧较重)，听到叩诊音由清音变为浊音即为相对浊音界。

②坐位：左手板指与肋间垂直，与心缘平行；卧位：板指与肋间平行。

③顺序：先左心界后右心界，自外而内、自下而上。

(2)内容：叩诊心脏的相对浊音界，以确定心界大小、形状及心脏在胸腔内的位置。

左心界：自心尖搏动最强点外侧 2 ~ 3 cm 开始，不能看到和触到心尖搏动者则从左侧第 5 肋间腋前线处开始由外向内叩。

右心界：先沿右锁骨中线自上而下叩出相对浊音界(肝上界)，于其上一肋间开始叩诊右心界。

双侧叩诊均依次按肋间逐个上移至第 2 肋间为止，叩出相对浊音界分别用笔作标记，用硬尺测量各肋间的相对浊音界与前正中线间的距离，测量出左锁骨中线至正中线的距离按表 1 - 6 - 1 记录。

表 1 - 6 - 1 正常成人心脏相对浊音界

右(cm)	肋间	左(cm)
2 ~ 3	II	2 ~ 3
2 ~ 3	III	3.5 ~ 4.5
3 ~ 4	IV	5 ~ 6
	V	7 ~ 9

(左锁骨中线距前正中线 8 ~ 10 cm)

4. 听诊(借助模型)

(1)听诊器的选择与使用

钟型——低调的心音和杂音,如第3、第4心音及二尖瓣狭窄时的杂音。

膜型——高调的杂音。

为避免遗漏低调的心音、杂音,听诊时最好先用钟型头听诊,再用胸件轻压胸壁听诊。

(2)听诊部位及顺序(表 1 - 6 - 2)

表 1 - 6 - 2 听诊部位及顺序

听诊顺序	瓣膜区	部位
1	二尖瓣区/心尖区	心尖搏动最强点
2	肺动脉瓣区	胸骨左缘第2肋间
3	主动脉瓣区	胸骨右缘第2肋间
4	主动脉瓣第二听诊区/Erb 区	胸骨左缘第3肋间
5	三尖瓣区	胸骨下端左或右缘

(3)心音产生的机制及听诊特点(表 1 - 6 - 3)

表 1 - 6 - 3 各心音产生机制及听诊特点

心音	第一心音(S1)	第二心音(S2)	第三心音(S3)	第四心音(S4)
产生机制	房室瓣关闭产生振动	半月瓣关闭产生振动	心室舒张早期、快速充盈期血流冲击心室壁产生振动	心室舒张末期、心房收缩使房室瓣产生振动
听诊特点	调低钝、较响、历时长,心尖最响	调高脆、较弱、历时短,心底最响	调轻而低、历时短,局限于心尖	调低、浊而弱,局限于心尖;病理性

第一心音(S1)、第二心音(S2)的区分:听诊时检查者另一手手指触及颈总动脉,与颈总动脉搏动跳起同时的音响为 S1,与动脉搏动陷落同时的音响为 S2。

五、思考题

1. 复习并深刻理解心脏解剖学知识
2. 心前区及其他部位异常搏动有何临床意义？
3. 胸骨左缘第 2 肋间触及收缩期震颤、心尖触及舒张期震颤分别有何临床意义？
4. 各瓣膜听诊区是如何确定的？
5. 试述各类心音的产生机制。
6. 如何鉴别第一心音与第二心音？

六、常用英文

（一）英文单词

protrusion of precordium 心前区隆起，apical impulse 心尖搏动，inward impulse 负性心尖搏动，heaving apex impulse 抬举性心尖搏动，thrill 震颤，pericardium friction rub 心包摩擦感，cardiac dullness border 心浊音界，mitral valve area 二尖瓣区，pulmonary valve area 肺动脉瓣区，aortic valve area 主动脉瓣区，the second aortic valve area 主动脉瓣第二听诊区，tricuspid valve area 三尖瓣区

（二）名词解释

Heaving apex impulse：A bradytrophic and powerful and palpable apical impulse felt in the left lateral decubitus position that is greater than 3 cm is called a heaving apex impulse，which is a sensitive indicator of left ventricular hypertrophy.

（三）简答题

What is the thrills？

Thrills are the superficial vibratory sensations felt on the skin overlying an area of turbulence.

（漆泓、彭礼明、张赛丹）

实习指导七　血管检查及心脏病理征

一、实习要求

1. 熟悉异常心音及杂音的听诊
2. 掌握血管检查的内容和方法
3. 熟悉心脏常见综合病征

二、实习方法及时间分配(共 3 学时,150 分钟)

1. 借助心脏听诊模型听诊各种异常心音及杂音(30 分钟)
2. 讲解血管检查视、触、听诊内容(20 分钟)
3. 讲解心脏常见综合病征(30 分钟)
4. 病房或门诊见习常见综合病征(40 分钟)
5. 随机考核(20 分钟)
6. 总结课堂内容及存在问题,布置课外作业(10 分钟)

三、实习器材

听诊器

四、实习内容

(一)异常心脏听诊

1. 心率

指每分钟的心跳次数,计数心率应至少听诊 1 分钟。正常成人安静、清醒状态下为 60 ～ 100 次/分。

心动过速: >100 次/分。

心动过缓: <60 次/分。

2. 心律

指心脏跳动的节律,一般整齐。

(1)窦性心律不齐:吸气时心率增快,呼气时心率减慢。一般无临床意义。

(2)期前收缩:规整心跳的基础上出现提早的心跳。

(3)心房颤动:心律完全不规则;第一心音强弱不等;脉率少于心率(脉搏短绌)。

3. 心音

(1)S1、S2 增强/减弱

S1 的强度与心室内压增加的速率及房室瓣的位置有关。

S2 的强度改变与体循环或肺循环阻力大小及半月瓣有无病理改变有关。

（2）S1、S2 分裂

注意听诊部位，体位及呼吸的影响。

S1 分裂：二尖瓣及三尖瓣关闭不同步，常由心室电或机械活动延迟所致，可见于完全性右束支传导阻滞、肺动脉高压、肺动脉瓣狭窄等。

S2 分裂：肺动脉瓣与主动脉瓣关闭不同步。分为生理性分裂、通常分裂、固定分裂和逆分裂。可见于深吸气时、二尖瓣狭窄、房间隔缺损、肺动脉高压、主动脉瓣狭窄、重度高血压等。

4. 额外心音

（1）收缩期额外心音特点（喀喇音）。

（2）舒张期额外心音特点（奔马律、开瓣音、心包叩击音、肿瘤扑落音）。

（3）医源性额外音特点（人工瓣膜音、人工起搏音）。

5. 杂音

必须描述杂音的部位、时相、性质、形态、强度、传导方向、与呼吸及体位变化的关系、临床意义。

（1）杂音产生机制及听诊要点：

1）产生机制：血流加速、瓣膜口狭窄、瓣膜关闭不全、异常血流通道、心腔异常结构、大血管瘤样扩张。

2）听诊要点：部位、时期、性质、传导方向、强度与形态、体位呼吸和运动对杂音的影响。

①部位：杂音最响的部位，可用寸移法。

②时期

收缩期：发生在第一心音、第二心音之间。

舒张期：发生在第二心音至下一心动周期第一心音之间。

连续性：在收缩期和舒张期发生同一性质的杂音。

③性质：吹风性，隆隆性，乐音样、叹气样，机器样、鸟鸣样等。

④传导：如主动脉瓣狭窄时，杂音向颈部传导。二尖瓣关闭不全时，向左腋下及左肩胛下角处传导。

⑤强度：收缩期杂音分级，一般可采用 Levine 六级法；舒张期杂音分级可参照此标准，亦可分为轻、中、重度三级。

⑥与呼吸体位的关系，如二尖瓣狭窄杂音，左侧卧位及呼气时更清楚。主动脉瓣关闭不全的杂音前倾坐位及呼气时更清楚。

杂音描述示例：

二尖瓣狭窄：心尖部舒张中晚期隆隆样递增型杂音，不传导，左侧卧位呼气末加强。

二尖瓣关闭不全：心尖区全收缩期 3/6 级吹风样杂音，向左腋下传导，左侧卧位呼气末加强。

主动脉瓣关闭不全：主动脉瓣区舒张早期叹气样杂音，向心尖部传导，前倾坐位呼气末增强。

（2）杂音的分类

①根据产生杂音的心脏部位有无器质性病变分为器质性杂音和功能性杂音。

②根据杂音的临床意义分为病理性杂音和生理性杂音。

生理性杂音特点：只限于心脏收缩期，心脏无增大，杂音柔和、吹风样、无震颤。

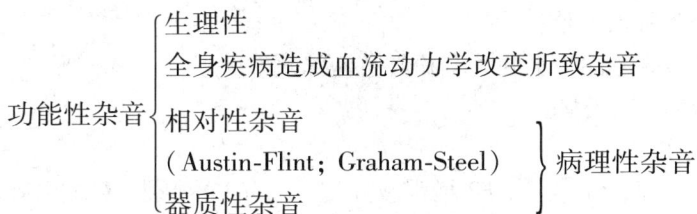

$$
功能性杂音
\begin{cases}
生理性 \\
全身疾病造成血流动力学改变所致杂音 \\
相对性杂音 \\
（Austin-Flint；Graham-Steel） \\
器质性杂音
\end{cases}
\left.\begin{array}{r}\\\\\\\\\end{array}\right\}病理性杂音
$$

6. 心包摩擦音

心脏收缩和舒张时，心包脏层及壁层相互摩擦，产生一种音质粗糙的表浅的声音。

（1）部位：胸骨左缘第3、4肋间——心包裸区。

（2）意义：心包炎。

（3）特点：与心脏活动有关，与呼吸无关。坐位、前倾、屏住呼吸时更为明显。

（二）血管检查

1. 视诊

（1）内容：动脉搏动（颈动脉）、静脉搏动（颈静脉）、动脉迂曲、静脉充盈（颈静脉、肝颈回流征、胸壁及腹壁静脉）。

（2）重要概念

①颈静脉充盈：卧位时其充盈度超过锁骨上缘至下颌角距离的下2/3处。或立位与坐位可见明显静脉充盈。见于右心衰，心包疾患及上腔静脉综合征。

②肝颈回流征：按压肿大的肝脏，颈静脉充盈更加明显，见于右心衰，心包疾患。

③毛细血管搏动征：用手指压受检者的指甲床末端或以一玻片轻压下唇黏膜，可见红白交替的搏动，提示脉压增大。

2. 触诊

（1）方法：必须选择较浅表的动脉，一般用桡动脉，在某些情况下需检查颈动脉、股动脉、肱动脉、足背动脉甚至颞浅动脉、耳前动脉等。通常用示指、中指、无名指的指腹，平放于桡动脉的近手腕处，轻压至感觉搏动最强，注意频率、节律、强弱。检查时要注意两侧对比，必要时还要做上下肢脉搏对比。

（2）脉搏病理征：交替脉、奇脉、水冲脉。

①交替脉：节律正常而脉搏交替出现一强一弱表示心肌严重损害。

②奇脉：吸气时脉搏明显减弱或消失，而在呼气终时增强，见于心包疾患。

③水冲脉：检查时用整个手握住患者的腕部并使患者手臂抬高过头亦能感到患者脉搏骤起骤降有力搏动，见于脉压增大时。

3. 听诊

（1）内容：动脉枪击音、杜氏双重杂音、动脉血管音、静脉血管音

（2）重要概念

周围血管征：临床特点包括点头征（与心律节奏一致的点头运动）、颈动脉搏动增强，毛细血管搏动、水冲脉、枪击音，窦氏双重杂音等。

临床意义：因脉压增大所引起，见于甲亢、严重贫血、主动脉瓣关闭不全、动脉导管未闭，动－静脉瘘等。

（三）心脏综合病征

1. 心功能不全体征

（1）左心衰竭体征——主要为肺淤血体征。

①视诊：呼吸困难，端坐呼吸，急性肺水肿时有粉红色泡沫痰。

②触诊：心尖搏动弥散、减弱；交替脉。

③叩诊：可有心界向左下扩大。

④听诊：心率快，可闻及奔马律；S1 减低，P2 增强或亢进，可有 P2 分裂；双肺由肺底往上可闻及细湿啰音和/或哮鸣音，湿啰音具有易变性（即心衰控制后湿啰音迅速减少）。

（2）右心衰竭体征——主要为体循环淤血体征。

①视诊：颈静脉充盈或怒张；可见双下肢水肿。

②触诊：心尖搏动向左移位，可触及剑突下心脏搏动；肝大，肝－劲静脉回流征阳性，双下肢水肿。

③叩诊：可有心界向左扩大；有胸水时胸部叩诊呈浊音，有腹水时可有腹部移动性浊音阳性。

④听诊：三尖瓣区可闻及收缩期吹风性杂音，胸骨左缘第 4、5 肋间可闻及右心奔马律。

2. 心包积液体征

①视诊：心尖搏动减弱或消失。

②触诊：心尖搏动减弱或触不到，心尖搏动在浊音界内侧。

③叩诊：心浊音界向两侧扩大，并随体位改变而变化。

④听诊：早期有心包摩擦音。当渗液增多时，心包摩擦音消失，心音弱而遥远。

3. 瓣膜病变（表 1 − 7 − 1）

表 1 − 7 − 1　瓣膜病变

病变	视诊	触诊	叩诊	听诊
二尖瓣狭窄	二尖瓣面容，心尖搏动可向左移，可有心脏搏动	心尖搏动可向左移，心尖部可触及舒张期震颤	心浊音界早期向左以后也向右扩大，心腰部膨出，呈梨形	心尖部 S1 亢进，可听到较局限的递增型隆隆样舒张期杂音，可伴有开瓣音。P2 亢进，可出现分裂
二尖瓣关闭不全	心尖搏动向左下移，较局限	心尖搏动向左下移位，可呈抬举性	心浊音界左下扩大，后期可向双侧扩大	心尖部有较粗糙的Ⅲ级以上吹风样收缩期杂音常遮盖 S1，并向左腋部或左肩胛下传导，P2 亢进
主动脉瓣关闭不全	颜面苍白，点头运动（DeMusset征）氏征，颈动脉搏动增强，心尖搏动向左下移位，较广泛有力，毛细血管搏动征阳性	心尖搏动向左下移位，呈抬举性，有水冲脉	心浊音界向左下扩大，心腰凹陷，呈靴形。	心尖部 S1 减弱，主动脉瓣区 S2 减弱或消失，主动脉瓣区及第二听诊区可听到舒张期叹气样杂音，合并相对性二尖瓣关闭不全时心尖部可有较柔和收缩期吹风样杂音，有相对二尖瓣狭窄时，心尖部出现 Austin − Flint 氏舒张期隆隆性杂音，可有枪击音杜（Duroziez）氏二重音，脉压增大
主动脉瓣狭窄	心尖搏动正常或向左下移位，比较局限，强而有力	心尖搏动向左下移位，呈抬举性，主动脉瓣区收缩期震颤	心浊音界正常或向左下扩大	心尖部 S1 减弱，主动脉瓣区 S2 减弱或消失，亦可出现第二音逆分裂，可听到粗糙的收缩期喷射性杂音，粗糙，常为 3/6 级以上，向颈部传导

五、思考题

1.周围血管征有哪些？有何临床意义？
2.试述二尖瓣狭窄的心脏体征。
3.试述左心衰的心脏体征。

六、常用英文

（一）英文单词

heart rate 心率，bradycardia 心动过缓，tachycardia 心动过速，pulse deficit 短绌脉，cardiac rhythm 心律，heart sound 心音，splitting of heart sounds 心音分裂，extra cardiac sound 额外心音，gallop rhythm 奔马律，cardiac murmurs 心脏杂音，pericardial rub 心包摩擦音，pulse 脉搏，water-hammer pulse 水冲脉，pulsus alternans 交替脉，paradoxical pulse 奇脉，tardus pulse 迟脉，pulseless 无脉，peripheral vascular sign 周围血管征，pistol shot sound 枪击音，capillary pulsation sign 毛细血管搏动征，visiable pulsation of carotid artery 颈动脉搏动增强，DeMusset's sign 点头运动，mitral stenosis 二尖瓣狭窄，mitral insufficiency 二尖瓣关闭不全，aortic stenosis 主动脉瓣狭窄，aortic insufficiency 主动脉瓣关闭不全，heart failure 心力衰竭，left-side heart failure 左心衰竭，right-side heart failure 右心衰竭，pericardial effusion 心包积液

（二）名词解释

1. Heart failure

Heart failure is a condition in which the heart is unable to pump blood at an adequate rate or in adequate volume

2. Fixed splitting of S2

Fixed splitting of S2 is the auscultatory hallmark of an atrial septal defect. In this situation, the split is wide and dose not change with respiration. This is because inspiratory increases in venous return to the right atrial normally raise its pressure. During expiration, the right atrial pressure is lower, but the left to-right atrial shunt keeps the volume in the right atrium constant during respiration; therefore, normal splitting dose not occur.

（三）简答题

1. Please describe the contents of peripheral vascular signs.

Peripheral vascular signs include deMusset's sign, visiable pulsation of carotid artery, capillary pulsation sign, water-hammer pulse, pistol shot sound、Duroziez double noise.

2. Please give the procedure of hepatojugular reflux and explain the result.

The doctor presses firmly over either the right upper quadrant of the abdomen (i. e. , over the liver)or over the center of the abdomen for 10～60 seconds with a pressure of 20 to 35 mm Hg while observing the internal jugular vein in the neck and also observing to be sure the patient does not perform a Valsalva maneuver. A positive result best correlates with central venous pressure and thus is a marker for right heart dysfunction.

（漆泓、彭礼明、张赛丹）

实习指导八　腹部检查

一、实习要求

1. 掌握腹部视、听、触、叩诊的检查内容及方法
2. 掌握压痛、反跳痛、腹部肿块、腹水、振水音的检查方法及临床意义
3. 掌握腹部触诊的各种手法(重点为肝、脾触诊),以及适用于哪些脏器及组织的检查
4. 熟悉腹部体表标志及分区
5. 了解腹部某些特殊的体检方法

二、实习方法及时间分配

1、老师示范腹部检查的视、听、触、叩诊内容及方法,并简要讲授其临床意义(1 学时)
2、同学两人一组相互练习,老师根据具体情况分组纠错(1.5 学时)
3、老师根据学生实际,重点总结腹部触诊要点及易犯的错误(0.5 学时)

三、实习器材

皮尺、热水袋、矿泉水、听诊器。

四、实习内容

腹部的体表标志

肋弓下缘;剑突;腹上角;脐;髂前上棘;腹直肌外缘;腹中线;腹股沟韧带;耻骨联合;肋脊角。

腹部常用分区

(1)四区法:通过脐画一条水平线与一垂直线(图 1 - 8 - 1)。
(2)九区法:两侧肋弓下缘连线、两侧髂前上棘连线、通过左右髂前上棘至前正中线的中点画两条垂直线。
(3)各区所含的脏器
①右上腹:肝右叶、胆囊、结肠肝曲、右肾、右肾上腺。
②上腹部:胃、肝左叶、十二指肠、腹主动脉、大网膜、横结肠、胰腺头部和体部。
③左上腹:脾、胃、结肠脾曲、胰腺尾部、左肾、左肾上腺。
④右侧腹:升结肠、空肠、右肾。
⑤中腹部(脐部):十二指肠下部、空肠及回肠、下垂的胃或横结肠、输尿管、腹主动脉、

肠系膜及其淋巴结、大网膜。

⑥左侧腹：降结肠、左肾、小肠。

⑦右下腹：盲肠、阑尾、回肠末段、淋巴结、女性右侧卵巢及输卵管、男性右侧精索。

⑧下腹部：回肠、乙状结肠、输尿管、胀大的膀胱、增大的子宫。

⑨左下腹：乙状结肠、女性左侧卵巢及输卵管、男性左侧精索。

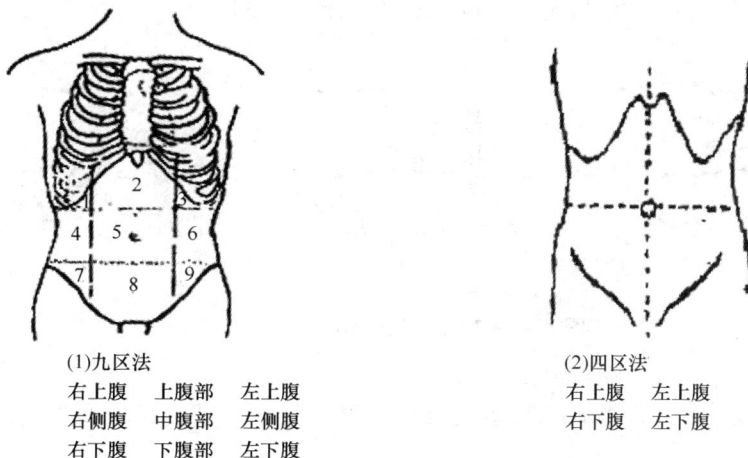

(1)九区法			(2)四区法	
右上腹	上腹部	左上腹	右上腹	左上腹
右侧腹	中腹部	左侧腹	右下腹	左下腹
右下腹	下腹部	左下腹		

图1-8-1 腹部体表分区示意图

腹部体格检查

（一）视诊

1.方法

注意保暖，充分暴露，光线充足柔和，医生立于患者右侧，切线位观察。

2.内容

（1）腹部外形。

1）正常：对称平坦，大致处于肋缘至耻骨联合平面或略微凹陷。

2）腹部膨隆：①弥漫性，有积液（蛙腹，尖腹）；积气；或巨大肿块（腹壁肿块与腹腔肿块区别）等；②局限性，见于肿块及内脏肿大以及腹壁上的肿物和疝等。随呼吸移动的局部膨隆多为膈下脏器或肿块。

3）腹围测量：脐周腹围，最大腹围。

4）腹部凹陷：舟状腹见于显著消瘦、恶病质及严重脱水的患者。局部凹陷较少见，多因术后手术瘢痕收缩导致。

（2）腹壁情况：皮疹；色素；腹纹；瘢痕；疝；脐部；腹部体毛；腹股沟。

（3）腹壁静脉。

1）腹壁静脉曲张血流方向检查：

①正常人腹壁静脉一般不能见，在较瘦或皮肤较白的人腹壁静脉常隐约可见。

②门静脉梗阻，其血流方向，脐水平线以上的腹壁静脉自下向上，而脐以下静脉，为自上向下。

③下腔静脉梗阻，脐上或脐下曲张静脉的血流方向均向上。

④上腔静脉梗阻，脐上或脐下曲张静脉的血流方向均向下。

2）检查方法（图1-8-2）：

①医生用中、食二指合并紧压曲张的静脉，中指向上移动，向上排空血液

②放松中指，静脉不充盈，说由血流方向是由下而上。

③反之，松开食指，如静脉充盈，说明血流方向由下向上。

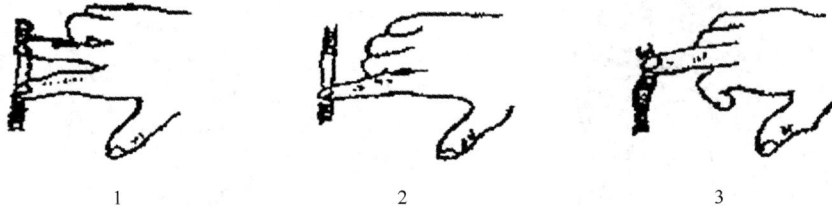

图1-8-2 测定静脉血流方向示意图

（4）呼吸运动：正常人可见呼吸运动自如。男性及小儿以腹式呼吸为主，女性以胸式呼吸为主。

腹式呼吸运动减弱：常见于腹膜炎症、腹水、急性腹痛、腹腔内巨大肿块或妊娠；腹式呼吸消失：见于胃肠穿孔所致急性腹膜炎或膈肌麻痹。

腹式呼吸运动增强：不多见，常为癔症或胸腔疾病。

（5）胃肠型及蠕动波：侧面观察更易见，用手拍击腹壁后易于见到。

1）胃蠕动波（胃型），于上腹部可见自左肋缘下向右运行的较大的蠕动波，至右腹直肌旁（幽门区）消失，有时亦可见自右向左的逆蠕动波。此波见于幽门梗阻的患者。

2）肠型：见于肠梗阻的患者，在腹壁上可见肠型和肠蠕动波。

（6）上腹部搏动：腹主动脉、肝血管瘤、右室大。

（二）听诊

1. 方法

膜型听诊器，全面听诊各区（逆时针顺序），尤其注意上腹部、脐部。

2. 内容

（1）肠鸣音：当肠蠕动时，肠内气体和液体移动的声音，称之为肠鸣音。正常脐旁听诊，每分钟4~5次。注意其频率，音调，强弱。机械性肠梗阻时频率增多（每分钟超过10次以上）、音调增高，肠鸣音明显亢进。麻痹性肠梗阻则肠鸣音频率减少或消失。一般听诊1分钟，若未听见，须听诊3~5分钟，才能判断肠鸣音消失。

（2）血管杂音：腹主动脉——腹中部，肾动脉——上腹部两侧，髂动脉——下腹部两侧，股动脉——双侧腹股沟，静脉性杂音为连续的嗡鸣声常见于脐周或上腹部，尤其是腹壁静脉曲张严重时，常提示门脉高压伴侧支循环形成。

（3）摩擦音：脾梗死、脾周围炎、肝周围炎或胆囊炎累及局部腹膜时，深呼吸时可在相应部位出现摩擦音。

（4）搔刮试验：协助确定肝下界。患者取仰卧位，医师左手持膜型听诊器于右锁骨中线

肋缘之上，右手指在右锁骨中线自下而上呈"Z"字形轻轻搔刮右上腹腹壁，当搔刮至肝脏表面时，声音明显增强。

（三）触诊

1. 注意事项

（1）患者排尿后取仰卧位，两手置于身体两侧，双腿屈起稍分开，检查者站在患者的右侧，前臂与腹部表面尽量在同一水平。

（2）嘱患者作缓慢腹式呼吸（吸气时鼓肚子，呼气时下陷），使腹部肌肉松弛。

（3）医生的手必须温暖、轻柔。

（4）必要时，医生可一边与患者谈话，一边检查，以分散患者的注意力，从而减轻患者自主性的腹肌紧张。

（5）检查顺序：由浅入深，由下至上，由不痛到痛的部位，一般逆时针方向。

（6）手脑并用，即边检查，边思考。

2. 触诊方法

（1）浅部触诊法：将右手（亦可双手重叠）轻放腹壁上，利用掌指关节及腕关节的弹力柔和依次地进行滑动触摸，开始触诊时，常采用此法。适用于检查腹壁的紧张度，压痛、反跳痛，腹部肿块等。

（2）深部触诊法

1）深部滑行触诊法：嘱患者张口平静呼吸，医生以并拢的二、三、四指末端逐渐压向腹后壁脏器或包块，在被触及的脏器或包块上作上下左右的滑动触摸，如为肠管或索条状包块，则应作与长轴相垂直方向的滑动触诊。此法有利于检查腹腔深部脏器和胃肠病变的检查。

2）深压触诊法：以一个或两三个手指，逐渐按压以明确压痛的部位，如阑尾压痛点、胆囊压痛点等。

3）双手触诊法：用两手进行触诊，右手按滑行触诊法进行，而左手将被检查的部位或脏器托起推向右手，以便能清楚地触及检查脏器，必要时可嘱患者侧卧。此法常用于检查肾脏、脾及肝脏（主要用于轻度肝脾肿大的患者）。

4）冲击触诊法：此法仅适用于大量腹水，肿大的肝脾或肿块难于触及时才采用，方法即用右手，以三四个拼拢的手指，取几乎垂直的角度，置放于腹壁上相应的部位，作数次急速而较有力的冲击动作，在冲击时即会触及腹腔内脏器或肿块在指端沉浮。注意此法应避免用力过猛，否则使患者不适。

5）钩指触诊：适用于儿童和腹壁薄软者肝脏触诊。检查者位于患者右肩旁，面向其足部，将双手掌搭在其前右胸下部，双手第2~5指并排屈曲呈钩状，嘱患者做深呼吸动作，检查者随深吸气而更进一步屈曲指关节。亦可单用右手第2~5指并拢，屈呈钩状进行。

3. 触诊内容

（1）腹壁紧张度：浅部触诊法，正常腹壁柔软。腹腔内炎症，腹肌呈反射性痉挛，腹壁紧张，有抵抗感。

（2）压痛及反跳痛：深压触诊法，注意检查上腹压痛，脐部压痛，下腹压痛，并考虑引起腹部压痛的可能脏器病变。

阑尾点压痛（位于右髂前上棘与脐部所连直线的外1/3与内2/3交界处）。方法：以两、三个手指逐渐按压，细致触摸腹部深在病变部位，以明确压痛的局限部位。检查反跳痛时，可在深压的基础上迅速将手松开，并询问患者是否感觉疼痛加重或观察面部是否出现痛苦表情，代表腹部病变累及壁层腹膜，疼痛也可发生在远离受试的部位，见于急性腹膜炎。腹肌紧张、压痛与反跳痛称腹膜刺激征，亦称腹膜炎三联征。

（3）脏器触诊

1）肝脏触诊：单手触诊法（深部滑行触诊）、双手触诊法、钩指触诊法、冲击触诊法。通常采用滑行触诊法，检查者用右手四指并拢，掌指关节伸直，手指与肋缘大致平行放于患者右锁骨中线右侧腹部，嘱患者作较深而均匀的腹式呼吸，右手指紧贴腹壁稍加压力，随腹壁的呼吸运动而起落，吸气时腹壁隆起，触诊的手应随腹壁抬高缓慢抬起，以食指前端桡侧指腹朝肋缘方向迎触下移的肝缘。因吸气时肝脏随膈肌的运动而下降。此时可触知肝下缘从指端滑过。呼气时，腹壁松弛下陷，触诊的手应提前下按，此时为再一次触知肝下缘的有利时机。自下向上，逐渐向肋缘方向滑动，直达肋弓或手指触及肝脏的下缘为止，同法继续在前正中线检查。

记录肝脏在右锁骨中线肋弓下（简称肋下，通常在平静吸气状态测量）及剑突下至肝脏下缘的垂直距离，以厘米表示。注意大小、质地、边缘、表面状态、压痛、搏动、肝区摩擦感、肝颈静脉回流、肝震颤。正常肝脏的大小：腹壁松软的瘦人，深吸气时可于肋弓下触及肝下缘，在 1 cm 以内。在剑突下可触及肝下缘，多在 3 cm 以内，在腹上角较锐的瘦高者剑突根部下可达 5 cm，但是不会超过剑突根部至脐距离的中、上 1/3 交界处。

临床意义：正常人一般扪不到，但儿童及少数成年人可扪及肝脏，肋下小于 1 cm，质软、无压痛。肝脏肿大，可见于各种肝病如肝炎、肝癌，肝脓疡等，白血病、右心衰竭等。

2）脾脏触诊：深部滑行触诊或双手触诊法（常用）。检查者可用左手绕过患者腹前方，手掌置于其左下胸第 9～11 肋处，将后胸向前推动并与拇指共同限制胸廓运动。右手掌平放于脐部，自脐平面开始触诊，与左肋弓大致成垂直方向，方法同检查肝脏，直至左肋缘。如平卧位不能触及脾脏时，可让患者改为右侧卧位检查，这样常能发现轻度肿大的脾脏。注意大小、质地、边缘、表面状态、压痛、摩擦感、切迹。

记录方法：三条线（图 1-8-3）。第 Ⅰ 线测量：指左锁骨中线与左肋缘交点至脾下缘的距离，以厘米表示（下同）。脾脏轻中度肿大时只作第 Ⅰ 线测量。脾脏高度肿大时，应加测第 Ⅱ 线和第 Ⅲ 线，前者系指左锁骨中线与左肋缘交点至脾脏最远点

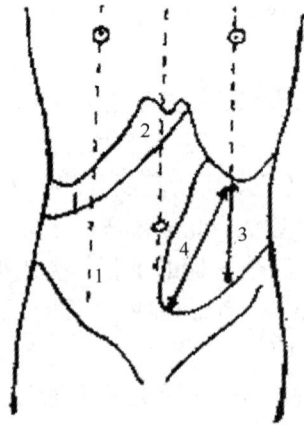

图 1-8-3   肝脾肿大的测量

1—右锁骨中线   2—剑突下

3—左锁骨中线上自肋弓至脾脏下缘

4—从左锁骨中线与肋弓的交叉点到脾的最远点

的距离（应大于第 Ⅰ 线测量），后者指脾右缘与前正中线的距离。如脾脏高度增大向右越过前正中线，则测量脾右缘至前正中线的最大距离，以"＋"表示；未超过前正中线则测量脾右缘

与前正中线的最短距离,以"－"表示。

临床意义:正常人脾脏不能触及。一旦触及,提示脾肿大至正常2~3倍。脾肿大见于败血症、伤寒、肝硬化、白血病及淋巴瘤等。

3)胆囊触诊:单手深部滑行触诊或钩指触诊。正常人胆囊不能被触及。胆囊肿大时,在右上腹部腹直肌外缘与肋缘交界处触到卵圆形或梨形柔软肿块,随呼吸运动而上下移动,有或无压痛。胆囊肿大常见于胆囊炎。Murphy征是检查胆囊压痛的方法,医生以左手掌平放于患者右胸下部,以拇指指腹勾压于右肋下胆囊点处然后嘱患者缓慢深吸气,在吸气过程中发炎的胆囊下移时碰到用力按压的拇指,即可引起疼痛,此为胆囊触痛,如因剧烈疼痛而致吸气终止称Murphy征阳性,否则为阴性。

4)肾脏触诊:双手触诊法。患者可取平卧位或立位,两腿屈曲,检查者左手掌从后面托起右腰部,右手掌平放在右腰部,手指尺侧大致平行于右肋缘向右上腹方向进行深部触诊。吸气时双手配合夹触肾脏。左肾检查方法相同。正常人一般触不到,有时可触及右肾下极。深吸气时能触到1/2以上的肾脏即为肾下垂。

尿路压痛点:①季肋点(前肾点):第10肋骨前端,右侧位置稍低,相当于肾盂位置;②上输尿管点:脐水平腹直肌外缘;③中输尿管点:髂前上棘水平腹直肌外缘,相当于输尿管第二狭窄处;④肋脊点:背部12肋骨与脊柱的交角的顶点;⑤肋腰点:12肋骨与腰肌外缘交角的顶点。

5)膀胱触诊:单手滑行法。仰卧屈膝情况下医生以右手自脐开始向耻骨方向触摸。膀胱增大多由积尿所致,呈扁圆形或圆形,触之囊性感,不能用手推移,按压时憋胀,有尿意。排尿或导尿后缩小或消失,可与其他肿块鉴别。

6)胰脏触诊:胰腺位于腹膜后,正常不能触及。当胰腺有病变时可在上腹部出现体征。

(4)腹部肿块:深部滑行触诊、双手触诊法。

正常腹部可以触到的结构:剑突、腹直肌肌腹及腱划、腰椎椎体及骶骨岬、乙状结肠、横结肠、盲肠。

注意肿块的部位、大小(上下、左右、前后径)、形态、质地、压痛、移动度、搏动性,注意与腹壁皮肤的关系。

(5)液波震颤(波动感):用一手掌贴于腹壁的一侧,另一手四指并拢屈曲,用指端轻轻叩对侧腹壁,如腹内有较多的腹水存在时,贴于腹壁的手掌则有水波冲击感。须注意如被检查者腹壁脂肪甚厚,虽无腹水,通过腹壁脂肪的传导,也可能产生水波感。此时可请他人将手掌的尺侧轻轻压在被检查者脐上中线处,阻止由腹壁脂肪传来的波动,则水波感消失,但腹水患者的水波感仍存在。用于检查腹水患者,需3000~4000 mL以上液体才能查出。

(6)振水音:冲击触诊法。用手指在患者腹部作连续迅速的冲击动作,可听到胃内气体与液体相撞击而发出的声音称为振水音。有如水在水瓶内或热水袋内震荡的响声。清晨空腹或餐后6~8小时以上有此音,提示胃排空障碍如幽门梗阻或胃扩张。

(四)叩诊

1.方法

多采用间接叩诊法。

2.内容

(1)腹部叩诊音:正常情况大部分区域均为鼓音。首先普遍叩诊,从左下象限逆时针至右下象限再至脐部结束。

（2）肝脏及胆囊叩诊：肝浊音界叩诊。在右锁骨中线处自第 2 肋间开始叩诊，由清音变为浊音处代表肝浊音界即肝上界。正常在右侧第 5 肋间。确定肝下界时由腹部鼓音区沿右锁骨中线或正中线向上叩，由鼓音转为浊音处即为肝下界。匀称体型者位于右季肋下缘。上下径 9～11 cm。肝浊音界扩大可见于肝脏肿大（如肝癌、肝脓疡等）。肝浊音界下移见于肺气肿。肝浊音界消失见于胃肠道穿孔。肝区叩痛见于肝炎、肝脓肿、肝癌等，胆囊区叩痛为胆囊炎的重要体征。

（3）胃泡鼓音区：在左前胸下部为胃内含气所致，上界为横膈及肺下缘，下界为肋弓，左界为脾脏，右界为肝左缘，呈一半月形区，胃扩张时此鼓音区扩大，肝脾肿大时，则缩小，可以间接探知肝脾大小的程度。

（4）脾脏叩诊：左腋中线轻叩，9～11 肋之间呈浊音区，前缘不超腋前线，宽度不超过 4～7 cm。脾肿大时，脾浊音区相对扩大。

（5）移动性浊音：患者先取仰卧位，若有腹水时，在腹两侧叩诊为浊音，腹中部因肠管浮起而呈鼓音。然后让患者侧卧，浊音区移至侧位的下方而上面一侧为鼓音，更换体位向另一侧卧时，叩诊浊音区仍在侧卧的下方，表明有腹水在腹腔内移动，称移动性浊音阳性。对诊断腹水有意义。正规的叩诊方法是：患者仰卧，医生立于患者右侧，先从腹中部脐平面开始向左侧叩诊，直达左侧髂腰肌边缘，如叩诊变为浊音，叩诊板指位置固定（不离开皮肤），嘱患者向右侧卧位，重新叩诊该处，听取音调有无变化，然后向右侧移动叩诊，直达浊音区，叩诊板指固定位置，嘱患者向左侧翻身作左侧卧位，再次叩诊，听取音调之改变。两次翻身两次变音为阳性，游离腹水 1000 mL 以上即可查出。应与巨大卵巢囊肿区别（鼓音区不同、移动性、尺压试验）。

（6）膀胱叩诊：患者取仰卧位，从脐正中线脐部向下叩诊，由鼓音变浊音，代表充盈的膀胱，见于尿潴留患者，亦见于妊娠子宫或卵巢囊肿等。为凸向脐部圆形浊音区，排尿后复查此浊音区转为鼓音。

（7）肋脊角叩诊：用于检查肾脏病变。患者取坐位或侧卧位，医生用左手掌平放在其肋脊角处，右手握拳由轻到中等的力量叩击左手背。

腹部某些特殊体检方法

（1）腰大肌试验：病侧髋关节屈曲 90°，检查者用手固定其膝踝关节，做伸髋对抗动作，也可卧向健侧，左手固定其髋部，右手将患侧下肢过伸，如有腹痛，提示腹膜后有激惹。

（2）闭孔内肌试验：病侧髋关节屈曲 90°，检查者手持其大小腿，将股部向内侧旋转，如有腹痛，提示闭孔内肌有激惹。

（3）牵涉性触痛：检查者在腹部一处深触诊，疼痛发生于远处，提示远处可能存在局限性腹膜炎。

（4）结肠充气试验：右手压迫左下腹降结肠，向近端施压可使结肠积气传至盲肠和阑尾部位，如引起右下腹疼痛为阳性，提示局部有炎症。

（5）腹主动脉触诊：双手向腹中线深触诊，正常宽度不超过 3.5 cm。

（6）后跟试验：患者站立，膝关节伸直，反复做踮脚、放松动作，如引起或加重腹痛为阳性，见于腹膜激惹。

（7）水坑试验：腹水量少时，患者取肘膝位，使脐部处于最低部位。由侧腹部向脐部叩诊，如果由鼓音转为浊音，提示有腹水的可能。即水坑试验阳性。可判断 120 mL 以上的腹水。

（8）直立叩诊法：患者排空膀胱 3 分钟以上，膜型听诊器置于耻骨联合上，另一手指弹击腹壁自肋缘垂直向耻骨方向 3~4 点，正常人先浊而低沉，致腹腔边缘变得模糊，腹水患者则在腹水液平面处变得高亢而响亮。

（9）屏气起坐试验：患者仰卧屏气，不用手支撑自行起坐，肿块如果在腹壁内，将更为明显，如果在腹腔内，则变得不清楚。

（10）肘膝位检查法：与仰卧位对比可区别肿块位于腹腔内（清楚，下垂感）或腹膜后（不清楚）。

五、思考题

1. 正常腹部各区分别包括哪些脏器？
2. 肝浊音界改变的临床意义是什么？
3. 右上腹部扪及一包块考虑哪些疾病，如何描述？.
4. 振水音有什么临床意义？
5. 腹水与卵巢巨大囊肿如何鉴别？
6. 脾脏轻、中、高度肿大分别常见于哪些疾病？
7. 正常腹部可以触到的结构有哪些？

六、常用英文

1. 英文单词

costal margin 肋弓下缘, xiphoid process(ensiform process)剑突, upper abdominal angle 腹上角, umbilicus 脐, anterior superior iliac spine 髂前上棘, lateral border of recluse muscles 腹直肌外缘, midabdominal line 腹中线, inguinal ligament 腹股沟韧带, costovertebral angle 肋脊角, pubic symphysis 耻骨联合, right upper quadrant(RUQ)右上腹部, right lower quadrant(RLQ)右下腹部, left upper quadrant(LUQ)左上腹部, left lower quadrant(LLQ)左下腹部, right hypochondrial region 右季肋部, right lumber region 右腰部, right iliac region 右髂部, left hypochondrial region 左季肋部, left lumber region 左腰部, left iliac region 左髂部, epigastric region 上腹部, umbilical region 中腹部, hypogastric region 下腹部, abdominal protuberance 腹部膨隆, ascites 腹水, frog belly 蛙腹, apical belly 尖腹, pneumoperitoneum 气腹, abdominal concavity 腹部凹陷, scaphoid abdomen 舟状腹, caput medusae 水母头, gastral intestinal pattern 胃肠型, peristalsis 蠕动波, gurgling sound 咕噜声, bowel sound 肠鸣音, friction rubs 摩擦音, scratch test 搔刮试验, Traube semilunar space 胃泡鼓音区, shifting dullness 移动性浊音, ruler pressing test 尺压试验, ballottement 冲击, hook technique（hook method)钩指触诊, board-like rigidity 板状腹, dough kneading sensation 揉面感, tenderness 压痛, Mc Burney point 麦氏点, rebound tenderness 反跳痛, peritoneal irritation sign 腹膜刺激征, fluctuation 波动感, hepatojugular reflux 肝颈静脉回流, liver thrill 肝震颤, aorta 腹主动脉, bladder 膀胱, cecum 盲

肠，descending sigmoid colon 降乙结肠，fluid thrills 液波震颤，succusion splash 振水音，iliopsoas test 腰大肌试验，obturator maneuver 闭孔内肌试验，referred tenderness 牵涉性触痛，Rovsing's test 结肠充气试验，heel jar test 后跟试验，puddle test 水坑试验

2. 名词解释

Shifting dullness：When the patient with ascites lies on his back, the fluid will migrate into the flanks, producing dullness laterally. At the same time the midabdomen is tympanitic because of the underlying bowel. When dullness is found in the flanks, a mark is made on the skin at the appropriate level. The patient is then rolled onto his right side, and the percussion is again carried out toward each flank. In the presence of ascites, the fluid will gravitate toward the midline and that the bowel, which has been displaced upward by the fluid, results in a tympanitic note in the upper flank. This is repeated after rolling the patient to his left side. By this means, an estimate of the amount of free fluid can be made.

3. 简答题

How to distinguish masses in the abdominal wall or visceral origin?

Masses in the abdominal wallmay be distinguished from those of visceral origin by palpation during voluntary tensing of the muscles. When the patient lifts his head from the examining table, abdominal wall masses will remain palpable and even may become more evident as they are elevated by the tensed muscle. In contrast, intra-abdominal masses will be more difficult to discern after the wall is tensed.

（冯莉娟、殷亚妮、冷爱民）

实习指导九　腹部病理征

一、实习要求

1. 熟悉腹水常见病因及其鉴别
2. 熟悉腹部肿块的来源及常见病因
3. 熟悉肝肿大的常见病因及鉴别
4. 熟悉脾肿大的常见病因及鉴别

二、实习方法及时间分配

1. 音像资料、PPT 显示各种有关阳性体征，学会辨认(0.5 学时)
2. 利用人体胸腹部模型，练习肝脾肿大的触诊(0.5 学时)
3. 到病房认识各种异常体征，进行阳性体征感观认识及综合练习(1 学时)
4. 老师结合具体病例简要讲授腹部常见异常发现及其临床意义(1 学时)

三、实习器材

多媒体电脑教具、人体胸腹部模型。

四、实习内容

腹水

1. 病因

心脏、肝脏、肾脏病变；营养不良性；腹膜、淋巴系统疾病；腹腔脏器破裂、女性生殖系统疾病；其他如黏液性水肿、Meigs 综合征。

2. 发生机制

与水肿机制相似，静水压增加，胶体渗透压下降，淋巴循环受阻，毛细血管通透性增加，水钠潴留。

3. 症状与体征

(1)视诊腹膨隆，脐突出。

(2)触诊张力高，压痛反跳痛。

(3)叩诊移动性浊音，液波震颤，水坑试验。

(4)听诊肠鸣音可正常，视病因而不同。

4. 诊断及鉴别

(1)肥胖：全身肥胖，腹壁脂肪厚，脐凹陷，无移动性浊音和波动感。

(2)胃肠充气：腹部膨隆，叩诊鼓音，无移动性浊音和波动感。

（3）巨大卵巢囊肿：腹膨隆，脐上移，无移动性浊音，尺压试验阳性。

（4）其他脏器囊肿或积液：多不对称，肠被推向一侧致单侧鼓音。

5.诊断思路

有无腹水——渗出液或漏出液（外观、比重、细胞数、蛋白定量、细菌培养）——病因良恶性（细胞学检查、LDH、ADA）。

年轻人易患结核性腹膜炎、腹腔淋巴瘤，而中年人特别是男性肝硬化较多见。女性应注意卵巢癌、异位妊娠。结核病史支持结核性腹膜炎，过去有肝炎、血吸虫病史应注意肝硬化可能。伴水肿、颈静脉怒张、肝大可能为体循环淤血。腹水伴发热盗汗，多见于结核性腹膜炎，多同时有腹部压痛、腹部揉面感；伴黄疸、出血倾向多提示慢性肝病所致；体检有脾肿大、腹壁静脉曲张提示门脉高压；有发绀、颈静脉怒张、肝肿大、下肢水肿考虑心源性水肿导致；腹水伴肿块多为腹腔肿瘤所致，女性应首先考虑生殖系统肿瘤；腹水量大检查不清者应放腹水后再查。

腹部肿块

1.病因

炎症性、肿瘤性、梗阻性、先天性。

2.症状与体征

（1）视诊：腹局限性膨隆，肿块位置、外形、有无搏动，是否随呼吸体位变动。

（2）触诊（最重要步骤）：注意肿块的部位、大小（上下、左右、前后径）、形态、质地、压痛、移动度、搏动性、数量、边缘、震颤。

（3）叩诊：有无肝脾浊音区扩大，有无移动性浊音。

（4）听诊：有无血管杂音（腹主动脉瘤）、肠鸣音变化（肠梗阻）。

注意结合直肠指诊（女性应做阴道检查和双合诊），勿忘记腹股沟检查。

3.诊断及鉴别

正常腹部结构，腹壁腹腔或腹膜后来源（屏气起坐试验，肘膝位检查法）。

4.诊断思路

有无肿块——肿块来源——判断与脏器关系——确定肿块病理类型及病变性质。

从腹部肿块的体表位置可推测其内脏来源。病史1年以上，而一般情况无改变者多为良性；肿块进行性增大考虑恶性肿瘤；肿块活动度大多在小肠、系膜网膜；肿块伴黄疸多为肝胆胰疾病，肿块伴腹部绞痛、呕吐多与胃肠道有关。婴幼儿注意原发性胆总管囊状扩张症、肾母细胞瘤等先天性疾病。青少年注意结核性慢性炎症，中年以上恶性肿瘤多见。女性注意子宫附件病变。放牧区注意棘球蚴囊肿病，血吸虫流行区注意肝脾肿大和结肠肉芽肿。

肝肿大

1.病因与发病机制

感染（注意流行疫区，血吸虫在长江流域和江南各地；黑热病在黄河流域及北方各省；肝棘球蚴病和布氏杆菌多有牧区生活工作史）、中毒、淤血、淤胆、代谢异常、肿瘤、血液病、免疫损伤。

2.症状与体征

(1)视诊：可有右上腹或剑突下局限性膨隆。

(2)触诊：腹直肌外缘肋下和/或剑下可及肿大肝脏边缘（肿大程度、质地、表面情况、触痛、搏动、摩擦感）。

(3)叩诊：肝浊音区扩大，有无肝区叩痛。

(4)听诊：有无血管杂音、肝区摩擦音。

3.诊断及鉴别

与肝界下移区别；病史、伴随症状、实验室和特殊检查（血常规、肝功能、病毒标志物、肿瘤标志物、B超、CT、MRI、腹腔镜）。

4.诊断思路

有无肝肿大——弥漫性或局限性——良恶性。

肝脏轻度肿大见于病毒性、中毒性肝炎，早期肝硬化；中度肿大见于细菌性肝脓肿、血吸虫病、淤血性肝肿大、肝外胆管阻塞等；重度肿大见于肝癌、血吸虫病、原发性胆汁性肝硬化和多囊肝等。进行性增大考虑肿瘤，也可能为感染所致，间歇性肿大多与淤血有关。质软见于急性肝炎、伤寒、败血症等；质中见于慢性肝炎、酒精性肝硬化、淤血、淤胆性肝肿大等；质硬见于肝癌。表面结节状或凹凸不平见于肝癌、结节性肝硬化、肝囊肿。肝脏触痛见于急性亚急性炎症性、充血性及淤胆性肝肿大，局限性压痛或叩击痛见于肝脓肿、肝癌。肝脏搏动见于三尖瓣关闭不全和右心衰竭患者。肝区摩擦音见于肝周围炎症浸润病变。伴肝区疼痛多见于炎症、淤血、淤胆及肿瘤浸润；伴蜘蛛痣、肝掌多见于慢性肝炎、肝硬化，伴腹水多见于各型肝硬化、肝癌、急性和亚急性肝坏死等；伴脾肿大见于各型肝硬化、门脉高压、寄生虫病和血液病等；伴寒战高热见于肝脓肿、胆道感染、全身疾病累及肝脏等。

脾肿大

1.病因与发病机制

感染（注意流行疫区，疟疾常见于我国西南地区，血吸虫在长江流域和江南各地；黑热病在黄河流域及北方各省）、非感染（淤血、血液病、结缔组织病、代谢病、肿瘤）。

2.症状与体征

(1)视诊：可有左上腹局限性膨隆。

(2)触诊：仰卧位或侧卧位肋下可及肿大脾脏边缘（肿大程度、质地、边缘和表面情况、触痛、摩擦感）。

(3)叩诊：脾浊音区扩大。

(4)听诊：有无脾区摩擦音。

3.诊断及鉴别

排除肝左叶、左肾（脾切迹）。根据病史、伴随症状、实验室和特殊检查（血常规、肝功能、粪便检查、骨髓检查、病原体分离和免疫学检查、B超、放射性核素、脾穿刺）。

4.诊断思路

有无脾肿大——脾肿大程度——伴随症状——增生性、淤血性或浸润性脾肿大。部署进一步检查。

　　轻度肿大见于急性感染、急性白血病、骨髓增生异常综合征、结缔组织疾病等；中度肿大见于慢性溶血性贫血、肝硬化、慢性淋巴细胞白血病、淋巴瘤、慢性感染等；高度肿大见于慢性粒细胞白血病、骨髓纤维化、疟疾、黑热病、血吸虫性肝硬化及类脂质沉积症等。急性脾肿大质软、轻压痛，若有局部压痛应注意脓肿、栓塞等；慢性肿大多质硬，无压痛。如有摩擦音、摩擦感提示脾周围炎。伴轻、中度贫血见于亚急性、慢性感染、重度贫血多见于溶血性贫血、急性白血病、淋巴瘤及恶性组织细胞增生症。伴黄疸多考虑肝病或溶血性贫血。伴肝肿大可见于肝硬化、右心衰、肝炎、淋巴瘤、骨髓纤维化及传染性单核细胞增多症等。伴出血倾向可能是血小板减少性紫癜、白血病的表现，也可能是急、慢性感染的征兆。伴色素沉着提示肝硬化、血色病。伴蜘蛛痣毛细血管扩张应考虑肝硬化。

五、思考题

1. 腹水产生的主要机制是什么？
2. 渗出性腹水与漏出性腹水常见于哪些疾病？
3. 腹部肿块的病因分类有哪些？

六、常用英文

1. 英文单词

abdominal mass 腹部肿块，hepatomegaly 肝肿大，splenomegaly 脾肿大

2. 名词解释

Meigs syndrome：Meigs syndrome is defined as the triad of benign ovarian tumor with ascites and pleural effusion that resolves after resection of the tumor.

3. 简答题

How to characterize an abdominal mass?

When one can palpate an abdominal mass that is not clearly an enlarged organ, it should be characterized as to size, location, consistency, contour, mobility, and tenderness.

（冯莉娟、殷亚妮、冷爱民）

实习指导十　脊柱四肢检查及病理征

一、实习要求

1.掌握脊柱、四肢检查方法
2.掌握脊柱、四肢异常改变的临床意义

二、实习方法及时间分配

1.老师讲解检查要点(40 分钟)
2.老师示范(20 分钟)
3.同学两人一组相互练习(60 分钟)
4.到病房实习(40 分钟)

三、实习内容

(一)脊柱
1.脊柱体表定位
①从枕骨结节向下,第一个触及的是第 2 颈椎棘突。②颈前屈摸到明显突起的是第 7 颈椎棘突,又称隆突。③两肩胛下角的连线约平第 8 胸椎椎体。④两侧髂嵴最高点的连线,通过第 4 腰椎椎体下部或第 4、5 椎体间隙。

2.脊柱检查
脱去上衣,双足并拢站立位,双下肢直立,双手自然下垂。
(1)背面观察
①脊柱:躯干是否对称,脊柱有无异常弯曲或畸形(前凸,后凸,侧凸)。用拇指沿脊椎棘突以适当的压力往下划压,划压后皮肤有一条红色充血痕,以此痕为标准,观察脊柱有无侧弯。
②自动运动:脊柱的运动主要在颈椎及腰椎,包括前屈后伸、左右侧曲及左右旋转。检查颈椎时应固定双肩,使躯干不参与运动。检查胸椎活动度可先固定骨盆再转动肩部。
(2)侧面观察
生理性弯曲,脊柱后凸,脊柱前凸。
(3)脊柱压痛与叩击痛
①压痛:患者取端坐位或俯卧位,用右手拇指自上而下逐个按压脊椎棘突及椎旁肌肉。
②叩击痛
直接叩击法:以叩诊锤或中指直接叩击各个脊椎棘突。
间接叩击法:嘱患者取端坐位,医生用左手掌面放在患者的头顶,右手半握拳以小鱼际肌部叩击左手,观察患者有无疼痛。

（4）常用检查方法

①坐位屈颈试验：患者坐位，双腿伸直，然后前屈颈活动，如有椎间盘突出引起神经根压迫或刺激时，屈颈活动常牵拉神经根而引起坐骨神经疼痛，并向小腿放射，有时为减轻牵拉痛，患者双下肢常不自主屈膝。

②直腿抬高试验：患者仰卧，两下肢伸直，医生一手置于膝关节上，使下肢保持伸直，另一手将下肢抬起。正常人可抬高70°以上，如抬高不到30°，即出现由上而下的放射性疼痛，见于坐骨神经痛、腰椎间盘突出或腰骶神经根炎等。直腿抬高加强试验即为加强坐骨神经牵拉强度可被动使踝关节背屈。如有椎间盘突出症时，坐骨神经的疼痛将明显加剧。

③髋外展外旋试验（"4"字试验）：患者仰卧，一侧下肢伸直，将对侧足置于伸直侧膝上向下压，如同侧髋关节疼痛时为阳性，说明髋关节有病变。

④瑞－舒测试法：测定脊柱前弯时的伸长率，即嘱受试者作立正姿势，以髂嵴为中心，在其上10 cm及下5 cm处各做一标志，测量两点间距离，再嘱受试者尽量弯腰至最大限度，再以软尺测量两点间距离。正常人弯腰时的两点距离较直立时的15 cm增加4~8 cm。

⑤拾物试验：检查患者的脊柱活动，可使其拾取一件放在地上的物品，观察脊柱的活动是否正常。腰椎有病变拾物要屈曲两侧膝、髋关节而腰挺直。

（二）四肢与关节

1. 一般检查

四肢检查以视诊和触诊为主，两者相互配合。

观察双侧肢体长度、周径是否对称，有无单侧或双侧肢体肿胀。有无关节肿胀或畸形，肢体瘫痪，比较双侧桡动脉、足背动脉、胫后动脉、腘动脉的搏动强度。

2. 关节检查

（1）上肢关节

①肩关节检查

视诊：比较两肩外形是否对称、肿胀，肩关节活动范围是否正常。

触诊：肩关节及周围组织有无肿胀及压痛。

②肘关节检查

视诊：观察外形有无改变，运动是否正常。

③腕及手部检查

A. 腕部检查

视诊：腕关节有无肿胀、活动受限。

触诊：腕关节有无肿胀、压痛。

B. 手部检查

视诊：各关节有无肿胀、畸形，手关节屈曲、伸展、对掌运动。

触诊：逐个按压远端指间关节、近端指间关节、掌指关节的掌面、背面、侧面，有无肿胀、压痛。

（2）下肢关节

①髋关节检查

视诊：髋关节周围有无瘢痕及窦道，软组织是否对称，有无异常隆起或塌陷，骨盆有无倾斜。从侧方观察臀部是否向后方异常突出。注意两臀皱襞是否在同一水平线上，有无臀肌萎缩或侧方隆起现象。

触诊：检查髋关节运动，仰卧位检查髋关节内旋、外旋、内收、外展、屈曲、伸展各方面运动是否正常。

②膝关节检查

视诊：患者站立，两腿并拢，正常时双膝及踝能同时并拢。两踝能并拢但双膝分开者为膝内翻，又称"O"形腿；两膝并拢而双踝分开者为膝外翻，又称"X"形腿。观察膝关节有无肿胀。

触诊：检查膝关节及周围组织有无肿胀、压痛。检查膝关节屈曲、伸展运动。

浮髌试验：怀疑膝关节内积液时，以一手压迫髌上囊，将液体挤入关节腔内，另一手示指垂直按压髌骨并迅速抬起，按压时髌骨与关节面有碰触感，松手时髌骨浮起，即为浮髌试验阳性。

③踝关节及足的检查

视诊：在不负重情况下，足弓是否正常、过高或消失，踝关节是否肿胀。有无足部畸形（如扁平足、弓形足、马蹄足等）。并观察踝关节运动是否正常。

触诊：踝关节、跟腱有无肿胀、压痛。

(三)病理体征

1. 脊柱后凸

脊柱过度后弯，又称为驼背，多发生在胸段脊柱。

常见原因如下：

(1)佝偻病：多在儿童发病，坐位时胸段明显均匀性向后弯曲，仰卧时弯曲可消失。

(2)脊柱结核：由于椎体破坏、压缩，棘突向后凸出，形成特征性的成角畸形。常伴有其他部位结核。

(3)强直性脊柱炎：多见于成年男性，脊柱弧形后凸，脊柱强直性固定，仰卧时也不能伸直。

(4)脊柱退行性变：多见于老年人，由于椎间盘退行性萎缩，骨质退行性变导致。

2. 脊柱器质性侧凸

改变体位不能使侧凸得到纠正，其病因有先天性脊柱发育不良，肌肉麻痹、营养不良、慢性胸膜肥厚，胸膜粘连及肩部或胸廓畸形。

3. 杵状指(趾)

表现为手指或足趾末端增生、肥厚、呈杵状膨大称为杵状指。杵状指见于多种情况，常见于：①肺部疾病，包括慢性肺脓肿、支气管扩张和支气管肺癌；②心血管系统疾病，包括发绀型先天性心脏病、亚急性感染性心内膜炎等；③营养障碍性疾病，如肝硬化。

4. 匙状甲

特点为指甲中间凹陷，边缘翘起，指甲变薄，表面粗糙有条纹，整片指甲变成平坦或匙状。鉴于缺铁性贫血和高原性疾病，偶见于风湿热和甲癣。

5. X 形腿和 O 形腿

以两下肢自然伸直或站立时，两膝能闭拢，两踝不能靠拢，称之为 X 形腿，两踝能闭拢，两膝分开者称之为 O 形腿，均常见于佝偻病。

6. 扁平足、弓形足和马蹄足畸形

四、思考题

1．试述脊柱病理性变形的临床意义。

2．试述四肢常见病征特点：匙状甲、杵状指、水肿、肝掌。

3．试述浮髌试验检查方法及其临床意义。

五、常用英文

1．英文单词

scoliosis 脊柱侧凸，kyphosis 脊柱后凸，lordosis 脊柱前凸，acropachy 杵状指（趾），koilonychia 匙状指，floating patella test 浮髌试验

2．名词解释

Koilonychia：Koilonychia is defined as a nail disorder of fingernails in which they are flattened and have concavities with raised edges. It is a sign of iron-deficiency anemia.

3．简答题

What is acropachy?

Acropachy is a deformity of the fingers or the toes which is manifested with thickening of the whole distal finger（resembling a drumstick）. It is associated with lung diseases（such as bronchiogenic cancer, bronchiectasis, pulmonary abscess, pyothorax, pulmonary hypertrophic osteoarthropathy）, heart diseases（such as congenital cyanotic heart disease, infective myocarditis, subacute bacterial endocarditis）, and nutritional disorders（such as hepatocirrhosis）. The unilateral acropachy can be found in homolateral subclavical artery aneurysm.

（李懿莎、周亚欧、左晓霞）

实习指导十一　　神经系统检查及病理征

一、实习要求

1. 掌握神经系统体格检查的内容
2. 掌握神经系统体格检查的方法

二、实习方法及时间分配

1. 教师讲解神经系统体格检查方法及示范(分内容讲解,共 1 学时)
2. 学生两人一组互相练习(分内容练习,共 1 学时)
3. 学生示范(不同学生分别示范不同内容),老师学生共同点评(共 0.5 学时)
4. 书写一份正常的神经系统检查的结果,老师学生共同点评(共 0.5 学时)

三、实习器材

棉签、叩诊锤、大头针、手电筒、音叉、视力表、眼底镜、视野计、皮尺等

四、实习内容

1. 精神状态
1)意识:个体对外界环境、自身状况的认知与觉察能力。包括意识内容和觉醒状态。
2)记忆、思维、情感、智能:根据问诊判断是否存在记忆力、注意力、计算力、判断力、理解力、普通常识的障碍等。
3)言语:检查患者理解言语、表达言语及理解书面文字的能力、书写能力、物体命名能力及听写、绘图和计算能力。
2. 脑神经检查
1)嗅神经:闭目、按压患者一侧鼻孔,用有气味而无刺激性溶液(松节油、薄荷水、香皂、樟脑等)分别测试左、右鼻嗅觉。
2)视神经:①视力:通常用国际标准视力表进行检测。②视野:手势对比检查:患者与检查者相对而坐,距离约 60 cm,两眼分开检查。如检查右眼,则嘱其用手遮住左眼,右眼注视检查者的左眼,此时,检查者亦将自己的右眼遮盖;然后,检查者将其手指置于自己与患者中间等距离处,分别自上、下、左、右等不同的方位从外周逐渐向眼的中央部移动,嘱患者在发现手指时,立即示意,并了解颞侧、鼻侧、上下侧的视野范围。必要时用视野计检查。③眼底:用检眼镜检查视神经盘、血管、视网膜等。
3)动眼神经、滑车神经及展神经:①睑裂:大小,是否双侧对称,有无上睑下垂及眼球内陷;②眼球运动:同第一章;③瞳孔:大小、形状、位置、边缘,两侧是否对称;直接对光反射、调节反射、辐辏反射。

4）三叉神经：①面部感觉：以针、盛冷热水的试管、棉花束分别检查面部痛觉、温度觉及触觉。让患者分辨，并观察有无减退、消失和过敏，并定出感觉障碍区域。②咀嚼运动：先观察双侧额肌及咀嚼肌有无萎缩，然后检查者以双手触按患者颞肌及咀嚼肌，嘱患者做咀嚼动作，注意有无肌力减弱。嘱患者露齿，观察张口时下颌有无偏斜。③角膜反射。④下颌反射：患者轻启下颌，检查者以左手拇指轻置于下颌齿列上，右手执扣诊锤轻叩拇指，观察有无反射及其强弱程度。

5）面神经：①运动：检查时先观察患者的两侧额纹、眼裂、鼻唇沟及口角是否对称。再嘱患者做皱额、闭眼、露齿、鼓腮、吹口哨动作。②味觉：让患者伸舌，检查者以棉签蘸少许有味觉的溶液（如醋、盐、糖、奎宁），轻擦于一侧的舌前部，嘱患者用手指指出某个预定的符号（酸、咸、甜、苦），但不能讲话和缩舌，分别测试两侧。每种味觉试验完后，应用水漱口。

周围性面神经损伤：最常见为面神经炎，一侧面部表情肌瘫痪为突出表现，一侧面部额纹消失，睑裂变大，鼻唇沟变浅变平，病侧口角低垂，示齿时口角歪向健侧，做鼓腮和吹口哨动作时，患侧漏气。不能抬额、皱眉，眼睑闭合无力或闭合不全。闭目时眼球向上外方转动，显露白色巩膜，称 Bell 征。

中枢性面神经损伤：又称中枢性面瘫，面神经核上行通路任何部位受损都可以引起，最常见的受损处是内囊。侧睑裂以下的颜面表情肌瘫痪，睑裂以上能皱眉、提眉、闭眼，眉毛高度与睑裂大小均与对侧无异。

6）前庭蜗神经（位听神经）：①耳蜗神经：检查时可先用粗略的方法了解被检查者的听力。一般使用音叉测验，具体检查方法为：检查者手持叉柄，将叉臂向另一手的第一掌骨外缘或肘关节处轻轻敲击，使其振动，然后将振动的叉臂置于距测试者外耳道 1 cm 处，两叉臂末端与外耳道在同一平面，检查气导。音叉振动后，将叉柄末端的底部置于颅骨上或鼓窦区，检查骨导。②前庭神经：询问患者有无眩晕、步态不稳、向患侧倾倒等平衡失调，检查闭目难立征和眼球震颤。

7）舌咽神经、迷走神经：检查时注意患者有无发音嘶哑、鼻音及吞咽困难。患者张口发"啊"音时，腭垂有无偏斜，软腭上升时是否对称。以压舌板分别轻触两侧咽后壁，观察有无作呕反应，称为咽反射。舌咽神经还传导舌后 1/3 的味觉。

8）副神经：检查时嘱患者做对抗阻力的转头耸肩动作，比较两侧肌力及肌肉收缩时的轮廓和坚强度。

9）舌下神经：检查时嘱患者伸舌，观察有无倾斜、舌肌萎缩及肌束颤动。

3. 感觉功能检查

1）浅感觉：①痛觉：通常用大头针的针尖以均匀的力量轻刺患者皮肤，让患者立即陈述具体的感受。为了避免主观或暗示作用，患者应闭目接受测试。测试时注意两侧对称部位的比较，检查后记录感觉障碍的类型（正常、过敏、减退、消失）和范围；②温度觉：通常用盛有热水（40~45℃）及冷水（5~10℃）的试管测试，让患者回答自己的感受（冷或热）；③触觉：用棉签轻触患者的皮肤或黏膜，让患者回答有无轻痒的感觉。

2）深感觉：①关节觉，包括关节运动觉和位置觉：检查时嘱患者闭目，医生用示指和拇指轻持患者的手指或足趾，做被动伸或屈的动作，让患者闭目回答"问上"或"向下"。另外，让患者闭目，然后将其肢体放置在某种位置上，请患者描述肢体所处的位置；②振动觉：用振动的音叉（C128 或 Z56）置放在患者肢体的骨隆起处（如内、外踝，腕关节、髂嵴等），注意两侧对比。

3）复合感觉：①皮肤定位觉：医生用手指轻触皮肤某处，让患者用手指出被触位置；②两点辨别感觉：用分开的两脚规刺激两点皮肤，如患者有两点感觉，再将两脚规距离缩短，直到患者感觉为一点为止；③实体辨别觉：检查时患者闭目，将铅笔、小刀、钥匙置于患者手中，经抚摸后，看能否叫出物体的名称；④体表图形觉：嘱患者闭目，用竹签在患者的皮肤上画各种简单图形，如圆形、方形、三角形等，请患者说出所画图形。

4. 运动系统检查

1）肌肉容积：观察肌肉有无萎缩或假性肥大，可用软尺测量肢体周径，以便左右比较和随访观察。左右选择对应点测量。

2）肌张力：肌肉在静止松弛状态下，触摸肌肉硬度和被动活动阻力。存在肌张力增高、肌张力减弱和副肌强直三种异常。

3）肌力：肌力是受试者主动运动时肌肉产生的收缩力。分两种主要方式检查：①嘱患者随意活动各关节，观察活动的速度、幅度和耐久度，并施以阻力与其对抗，测试肌力大小；②让患者维持某种姿势，检查者施力使其改变，判断肌力强弱。

肌力的记录采用 0～5 级的 6 级的分级法。

0 级：肌肉完全麻痹，触诊肌肉完全无收缩力。

1 级：肌肉有主动收缩力，但不能带动关节活动，可见肌肉轻微收缩。

2 级：可以带动关节水平活动，但不能对抗地心引力，即肢体能在床上平行移动。

3 级：能对抗地心引力做主动关节活动，但不能对抗阻力，肢体可以克服地心引力，能抬离床面。

4 级：能对抗较大的阻力，但比正常者弱。

5 级：正常肌力。

4）共济运动：①指鼻试验：嘱患者外展伸直一侧上肢，以示指尖触摸自己的鼻尖，先睁眼后闭眼重复相同动作；②跟 - 膝 - 胫试验：嘱患者仰卧，抬高一侧下肢，屈膝后将足跟置于对侧膝盖上，然后贴胫骨向下移动至踝部；③指指试验：嘱患者伸直示指，屈肘，然后伸直前壁以示指触碰对面医师的示指，先睁眼后闭眼重复相同动作；④轮替试验：嘱被检查者伸直手掌并反复快速旋前旋后动作，观察拮抗肌群的协调动作；⑤昂白征：即闭目难立征，嘱患者双足并拢直立，双手向前平伸，先睁眼后闭眼，观察其身体是否出现摇晃。

5）不自主运动：观察患者有无不能随意控制的痉挛发作、抽搐、肌阵挛、肌张力障碍、震颤、舞蹈样动作等，观察和询问不自主运动的形式、部位、程度、规律和过程，以及与休息、活动、情绪、睡眠、气温等的关系，并注意询问家族史。

6）异常肌肉活动：观察患者肌肉是否存在肌束颤动、肌纤维震颤、痛性痉挛等。

5. 神经反射检查

1）浅反射：①腹壁反射：检查时嘱患者仰卧，两下肢稍屈以使腹壁放松，然后用火柴杆或钝头竹签按上、中、下三个部位轻划腹壁皮肤；②提睾反射：用钝头竹签由上向下轻划股内侧上方皮肤，可引起同侧提睾肌收缩，使睾丸上提；③跖反射：嘱患者仰卧，髋及膝关节伸直，医生以手持患者踝部，用钝头竹签由后向前划足底外侧至小趾掌关节处，再转向拇趾侧；④肛门反射：用钝头竹签轻划肛门一侧皮肤，引起肛门外括约肌收缩。

2）深反射：①肱二头肌反射：医生以左手托扶患者屈曲的肘部，并将拇指置于肱二头肌肌腱上，然后以叩诊锤叩击拇指。②肱三头肌反射：医生以左手托扶患者的肘部，嘱患者肘部屈曲，然后以叩诊锤直接叩击鹰嘴直上方的肱三头肌肌腱。③桡反射：医生以左手轻托患者的前臂于半旋前位，并使腕关节自然下垂，然后以叩诊锤轻叩桡骨茎突，便发生前臂屈曲和旋后的运动。④膝反射：坐位检查时，小腿完全松弛，自然悬垂。卧位时医生用左手在腘窝处托起两下肢，使髋、膝关节稍屈，然后用右手持叩诊锤叩击髌骨下方的股四头肌腱。⑤跟腱反射：亦称踝反射。患者仰卧，髋及膝关节稍屈曲，下肢取外旋外展位，医生用左手托患者足掌，使足呈过伸位，然后以叩诊锤扣击跟腱。⑥踝阵挛：嘱患者仰卧，髋关节与膝关节稍屈，医生一手持患者小腿，一手持患者足掌前端，用力使踝关节过伸。⑦髌阵挛：检查时嘱患者下肢伸直，医生用拇指和示指捏住髌骨上缘，用力向远端方向快速推动次数，然后保持适度的推力。

3）病理反射：①巴宾斯基征（Babinskin sign）：用竹签轻划患者足底外侧，由足跟向前至小趾根部转向内侧，阳性反应为拇指背伸，其余脚趾扇形展开。②奥本汉姆征（Oppenheim sign）：医生用拇指及示指沿患者胫骨前缘自上而下滑压，阳性结果同巴宾斯基征。③戈登征（Gordon sign）：检查时用手以一定力量捏压腓肠肌，阳性结果同巴宾斯基征。④霍夫曼征（Hoffmann sign）：检查方法是用左手托住患者一侧的腕部，并使腕关节略背屈，各手指轻度屈曲，医生以右手示、中两指夹住患者中指，以拇指迅速向下弹刮患者中指甲，正常时无反应，如患者拇指内收，其余各指也呈屈曲动作即为阳性。通常认为是病理反射，但也有认为是深反射亢进的表现，反射中枢位于颈7至胸1。

4）脑膜刺激征：①颈项强直：嘱患者仰卧，以手托扶患者枕部做被动屈颈动作，以测试颈肌抵抗力；②凯尔尼格征（Kernig 征）：嘱患者仰卧，先将一侧髋关节屈成直角，再用手抬高小腿；③布鲁津斯基征（Brudzinski 征）：瞩患者仰卧，下肢自然伸直，医生一手托患者枕部，一手置于患者胸前，然后使头部前屈。

五、思考题

1. 神经系统的分布是怎样的，有什么样的功能？
2. 脑神经包括哪些神经，其各自功能是什么？
2. 运动感觉传导通路是怎样的？

六、常用英文

1. 英文单词

mental status 精神状态，corneal reflex 角膜反射，fine sensory modalities 复合感觉，two-point tactile discrimination 两点辨别觉，muscle tone 肌张力，abdominal reflexes 腹壁反射，basal ganglion 基底节，facilitory paratonia 易化，oppositional paratonia 抵抗

2. 名词解释

Corneal reflex：The corneal reflex，which is mediated through the ophthalmic division，is tested by touching the cornea lightly with cotton twisted into a point. The cotton should be introduced away from the direction of gaze to minimize blinking. Prompt patial or completed closure of the eyelids bilaterally is the normal response.

3. 简答题

What is theclassic grading system scores of muscle Strength?

Muscle strength is measured by the ability to contract the muscle against force or gravity. The classic grading system scores as follows: 5, full strength; 4, movement against gravity and resietance; 3, movement against gravity only; 2, movement only if gravity is elliminated; 1, palpable contraction but little visible movement; 0, no contraction.

（郭继锋、周亚欧、左晓霞）

实习指导十二　　全身体格检查

一、实习要求

1. 掌握全身体检的方法和顺序
2. 掌握病历中体格检查部分正确书写的顺序和内容
3. 了解特殊情况下的患者检查(自学)
4. 了解重点体格检查(自学)

二、实习方法及时间分配

1. 教师讲解及示范,讲解检查重点(分内容讲解,共30分钟)
2. 学生两人一组,互相体检。教师巡视并纠正学生错误的手法,漏检内容(分内容练习,共2学时)(包括填实习报告)
3. 看录像、教师小结(10分钟)

三、实习器材

听诊器、手电筒、压舌板、体温表(口表及肛表)、皮尺、血压计、叩诊锤。

四、实习内容

全身检查

(一)全身体格检查基本要求
(1)检查的内容全面系统。
(2)检查的顺序应从头到足。
(3)遵循全身检查的内容和顺序形成自己的体检习惯。
(4)检查时面对具体病例应注意原则的灵活性。
(5)检查时边查边想,正确评价,边问边查,核实补充
(二)全身体格检查内容
1. 一般检查
(1)全身状态检查:性别、年龄、生命征、发育与体型、营养状态、意识状态、精神状态、语调与语态、面容与表情、体位、姿势、步态。
(2)皮肤:颜色、湿度、弹性、皮疹、脱屑、皮下出血、蜘蛛痣与肝掌、水肿、皮下结节、溃疡与糜烂、瘢痕、毛发。
(3)淋巴结:表浅淋巴结的检查。
2. 头部

（1）头发和头皮。

（2）头颅的视诊及触诊。

（3）颜面及其器官（眼、耳、鼻、口、腮腺）。

（4）头部某些特殊检查方法。

（5）头部检查中某些异常发现及其鉴别。

3. 颈部

外形与分区、姿势与运动、皮肤与包块、血管、甲状腺、气管及颈部包块及其鉴别。

4. 胸部

（1）胸部的体表标志：骨骼标志、垂直线标志、自然陷窝和解剖区域、肺和胸膜的体表投影。

（2）胸壁、胸廓和乳房。

（3）某些特殊的体检手法。

（4）胸部体检中某些异常发现及其鉴别。

（5）肺和胸膜

①视诊：呼吸运动、呼吸频率、呼吸深度、呼吸节律和幅度。

②触诊：胸壁及胸骨压痛、胸廓扩张度、语音震颤、胸膜摩擦感。

③叩诊：叩诊方法、影响叩诊音的因素、叩诊音的分类、正常胸部叩诊音、肺界的叩诊、异常胸部叩诊音。

④听诊：正常呼吸音、异常呼吸音、啰音、语音共振、胸膜摩擦音。

（6）呼吸系统异常发现及其鉴别：①肺实变；②肺气肿；③肺不张；④胸腔积液；⑤气胸。

（7）心脏检查

①视诊：心前区隆起、心尖搏动、心前区异常搏动。

②触诊：心尖搏动及心前区搏动、震颤、心包摩擦感。

③叩诊：叩诊方法、叩诊顺序、正常心浊音界、心浊音界各部的组成、心浊音界的变化及其临床意义。

④听诊：心脏瓣膜听诊区、听诊顺序、听诊内容。

听诊内容：心率，心律，心音，额外心音，杂音及心包摩擦音

（8）血管检查

①脉搏：脉率、脉律、紧张度与动脉壁状态、强弱、脉波。

②血压：测量方法、血压标准、动态血压监测。

③血管杂音及周围血管征：静脉杂音、动脉杂音、周围血管征。

（9）心血管系统常见异常发现及其鉴别：①心脏增大；②心脏瓣膜损害；③血压异常；④心包积液；⑤心力衰竭。

5. 腹部

（1）腹部的体表标志及分区：体表标志、腹部分区。

（2）视诊：腹部外形、腹壁情况、腹壁静脉、呼吸运动、胃肠型和蠕动波、上腹部搏动。

（3）听诊：肠鸣音、血管杂音、摩擦音、搔刮试验。

（4）触诊：腹壁紧张度、压痛及反跳痛、脏器触诊、腹部肿块、液波震颤、振水音。

(5)叩诊：腹部叩诊音、肝脏及胆囊叩诊、胃泡鼓音区、脾脏叩诊、移动性浊音、膀胱叩诊、肋脊角叩痛。

(6)腹部异常发现及其鉴别：①腹水；②腹部肿块；③肝肿大；④脾肿大.

6.肛门、直肠、生殖器

(1)肛门与直肠：检查体位、视诊、触诊。

(2)男性生殖器(略)

(3)女性生殖器(略)

(4)常见异常发现及其鉴别(略)

7.肌肉骨骼系统

(1)脊柱：脊柱的体表定位、脊柱检查(包括脊柱弯曲度、脊柱活动度、脊柱压痛与叩击痛)。

(2)四肢与关节：一般检查、关节检查。

8.神经系统检查

(1)脑神经检查：嗅神经，视神经，动眼、滑车、外展神经，三叉神经，面神经，位听神经，舌咽神经、迷走神经，副神经，舌下神经。

(2)感觉功能检查：感觉功能检查方法(浅感觉检查、深感觉检查、复合感觉检查)，感觉障碍的性质，感觉障碍的定位诊断。

(3)运动功能检查：控制运动的主要神经结构、运动系统检查(肌力、肌张力、共济运动、不自主运动)。

(4)神经反射检查：浅反射，深反射，病理反射，脑膜刺激征。

(5)自主神经功能检查：自主神经对内脏及器官的作用，临床常用检查方法(包括眼心反射、卧立位试验、皮肤划痕试验、竖毛反射、发汗试验、Valsalva 试验)。

(三)全身体格检查纲要及评分(每项 1 分)

1.一般检查/生命体征

①准备、清点器械。②自我介绍(说明职务、姓名,同时进行简短交流以融洽医患关系)。③当受检者在场时洗手。④观察发育、营养、表情、面容和意识等一般状态。⑤测量体温(腋温 10 分钟)。⑥触诊桡动脉至少 30 秒。⑦双手同时触诊双侧桡动脉,比较对称性。⑧计数呼吸频率至少 30 秒。⑨测右上肢血压两次。

2.头颈部

⑩观察头部外形、毛发分布和异常运动等。⑪触诊头颅。⑫视诊双眼及眉毛。⑬分别用近视力表检查左右眼的近视力。⑭检查下睑结膜、球结膜和巩膜。⑮检查泪囊。⑯翻转上睑,检查上睑、球结膜和巩膜。⑰检查面神经运动功能(闭目、皱额)。⑱检查 6 个方位眼球运动。⑲检查瞳孔直接对光反射。⑳检查瞳孔间接对光反射。㉑检查集合反射。㉒视诊双侧外耳及耳后区。㉓触诊双侧外耳及耳后区。㉔触诊颞颌关节及其运动。㉕分别检查双耳听力(摩擦手指或使用手表)。㉖观察并触诊外鼻。㉗观察鼻前庭、鼻中隔。㉘检查左右鼻道通气状态。㉙检查上颌窦,注意有无肿胀、压痛、叩痛等。㉚检查额窦,注意有无肿胀、压痛、叩痛等。㉛检查筛窦,注意有无肿胀、压痛。㉜观察口唇、牙齿、牙龈、上腭、舌质和舌苔。㉝借助压舌板检查牙齿、牙龈、颊黏膜、口底。㉞借助压舌板检查口咽部及扁桃体。㉟检查舌下神经(伸舌)。㊱检查面神经运动功能(鼓腮、露齿或吹口哨)。㊲检查三叉神经运动支(触双侧咀

嚼肌或以手对抗张口动作)。㊳检查三叉神经感觉支(上、中、下三支)。㊴暴露颈部。㊵观察颈部外形和皮肤,颈动脉搏动和颈静脉充盈情况。㊶检查颈椎屈曲及左右活动情况。㊷检查副神经(耸肩及对抗头部旋转)。㊸触诊双侧耳前淋巴结。㊹触诊双侧耳后淋巴结。㊺触诊双侧枕后淋巴结。㊻触诊双侧颌下淋巴结。㊼触诊双侧颏下淋巴结。㊽触诊双侧颈前淋巴结浅组。㊾触诊双侧颈后淋巴结。㊿触诊双侧锁骨上淋巴结。51触诊甲状腺软骨。52触诊甲状腺峡部(配合吞咽)及侧叶(配合吞咽)。53分别触诊左右颈动脉。54触诊气管位置。55听诊颈部(甲状腺、血管)杂音。56检查颈椎屈曲、侧弯、旋转活动。

3.前、侧胸部

57暴露胸部。58观察胸部外形、对称性、呼吸运动和皮肤等。59触诊左侧乳房(四个象限、乳晕及乳头)。60触诊右侧乳房(四个象限、乳晕及乳头)。61触诊左侧腋窝淋巴结。62触诊右侧腋窝淋巴结。63触诊胸壁弹性、压痛。64检查双侧呼吸运动度(上、中、下,两侧对比)。65检查双侧触觉语颤(上、中、下,两侧对比)。66检查有无胸膜摩擦感。67叩诊双侧肺尖。68叩诊双侧前胸和侧胸(自上而下,由外向内,两侧对比)。69听诊双侧肺尖。70听诊双侧前胸和侧胸(自上而下,由外向内,两侧对比)。71检查双侧语音共振(上、中、下,两侧对比)。72观察心尖搏动、心前区搏动(切线方向)。73触诊心尖搏动(两步法)。74触诊心前区。75叩诊左侧心脏相对浊音界。76叩诊右侧心脏相对浊音界。77听诊二尖瓣区(心率、节律、心音、杂音、摩擦音)。78听诊肺动脉瓣区(心音、额外心音、杂音、摩擦音)。79听诊主动脉瓣区(心音、额外心音、杂音、摩擦音)。80听诊主动脉瓣第二听诊区(心音、额外心音、杂音、摩擦音)。81听诊三尖瓣区(心音、额外心音、杂音、摩擦音)。82用膜式胸件,酌情用钟式胸件补充。

4.背部

83请被检者坐起。84充分暴露背部。85观察脊柱、胸廓外形及呼吸运动。86检查胸廓活动度及对称性。87检查双侧触觉语颤。88检查有无胸膜摩擦感。89请被检者双上肢交叉置于胸前。90对比叩诊双侧后胸部。91叩诊双侧肺下界。92叩诊双侧肺下界移动度(肩胛线)。93对比听诊双侧后胸部。94听诊有无胸膜摩擦音。95听诊双侧语音共振。96触诊脊柱有无畸形、压痛。97直接叩诊法检查脊柱有无叩痛。98检查双侧肋腰点和肋脊点有无压痛。99检查双侧肋脊角有无叩痛。

5.腹部

100暴露腹部。101请受检者屈膝、放松腹肌,双上肢置于躯干两侧,平静呼吸。102观察腹部外形、对称性、皮肤、腹式呼吸及脐等。103听诊肠鸣(至少1分钟)。104听诊腹部有无血管杂音。105叩诊全腹。106叩诊肝上、下界。107检查肝区有无叩击痛。108叩诊移动性浊音(经脐平面先左后右)。109浅触诊全腹部(自左下腹开始,逆时针)。110深触诊全腹部(自左下腹开始,逆时针)。111检查双侧上输尿管点、中输尿管点是否压痛。112训练患者作加深的腹式呼吸。113在右锁骨中线上单手法触诊肝脏。114在右锁骨中线上双手法触诊肝脏。115在前正中线上双手法触诊肝脏。116检查肝颈静脉回流征。117检查胆囊点有无压痛。118双手法触诊脾脏。119如未能触及脾脏,嘱受检者右侧卧位,再触诊脾脏。120双手法触诊双侧肾脏。121检查腹部触觉(或痛觉)与腹壁反射。

6.上肢

122正确暴露上肢,观察上肢皮肤、关节等。123观察双手及指甲。124触诊指间关节和掌指关节。⑫检查指关节运动。⑫检查上肢远端肌力。⑫触诊腕关节和检查腕关节运动。⑫触诊双肘鹰嘴和肱骨髁状突。⑫触诊滑车上淋巴结。⑬检查肘关节运动。⑬检查屈肘、伸肘的肌力。⑫暴露肩部、视诊肩部外形。⑬触诊肩关节及其周围。⑬检查肩关节运动。⑬检查上肢触觉(或痛觉)。⑬检查肱二头肌反射。⑬检查肱三头肌反射。⑬检查桡骨骨膜反射。⑬检查 Hoffman 征。

7.下肢

⑭正确暴露下肢,观察双下肢外形、皮肤、趾甲等。⑭触诊腹股沟区有无肿块、疝等。⑭触诊腹股沟淋巴结横组与纵组。⑭触诊股动脉搏动,必要时听诊。⑭检查髋关节屈曲、内旋、外旋运动。⑭检查双下肢近端肌力(屈髋)。⑭触诊膝关节和浮髌试验。⑭检查膝关节屈曲运动。⑭检查髌阵挛。⑭触诊踝关节及跟腱。⑮检查有无凹陷性水肿。⑮触诊双足背动脉。⑮检查踝关节背屈、跖屈活动与肌力。⑮检查踝关节内翻、外翻运动。⑮检查屈趾、伸趾运动。⑮检查下肢触觉(或痛觉)和位置觉。⑮检查膝腱反射、跟腱反射。⑮检查踝阵挛。⑮检查 Babinski 征、Oppenheim 征和 Gordon 征。⑮检查 Kernig 征、Brudzinski 征。⑯检查 Lasegue 征。

8.肛门直肠(仅必要时检查)

⑯嘱受检者左侧卧位、右腿屈曲,观察肛门、肛周、会阴区。⑯戴上手套,示指涂以润滑剂行直肠指检。⑯观察指套有否分泌物。

9.外生殖器(仅必要时检查)

⑯解释检查必要性,消除顾虑,保护隐私。⑯确认膀胱已排空,受检者取仰卧位。

男性:⑯视诊尿道外口、阴囊,必要时作提睾反射,阴毛、阴茎、冠状沟、龟头、包皮。⑯触诊双侧睾丸、附睾、精索。

女性:⑯视诊尿道口及阴道口,阴毛、阴阜、大小阴唇、阴蒂。⑯触诊阴阜、大小阴唇、尿道旁腺、巴氏腺。

10.共济运动、步态与腰椎运动

⑰请受检者站立,检查闭目难立征。⑰检查指鼻试验(睁眼、闭眼)与检查双手快速轮替运动。⑰检查 Romberg 征。⑰观察步态。⑰检查屈腰、伸腰运动。⑰检查腰椎侧弯、旋转运动。

(四)重点体格检查注意事项

1.适用于门诊或急诊患者以及值班医生收治患者的检查

2.首先注意生命体征的检查,包括体温、呼吸、脉搏、血压

3.坐、卧位患者检查顺序与全身检查一致,只是有针对性地选择进行

4.对重点器官、系统必须全面进行视、触、叩、听检查

5.检查中应对有疑虑的问题逐一澄清,即注意相关的阴性体征,排除可能性最小的诊断

6.可增加一定的特殊检查方法,进一步明确阳性发现,增加诊断依据可靠性

7.当体格检查有新的发现用原有的诊断假设不能解释时,应重新仔细问诊,提出新的诊断假设,再做有针对性的深入的体格检查

(五)特殊情况的体格检查

1.对智力障碍的小儿检查必须包括以下部分

(1)发育、身高、体重、生长时期年长儿的性征及活动能力等。

（2）识别并确定伴随的各系统异常，如心血管系统、神经系统等。

（3）除智力障碍之外无其他症状的患儿，重点检查部位包括：

①身体的比例；②头围、头型；③毛发质地、皮损和皮疹；④视听功能；⑤上腭完整性、舌的大小和牙齿；⑥心脏杂音；⑦骨关节畸形；⑧神经功能等等。

2. 对智力障碍的成人缺乏其他特殊症状者，检查应注意包括以下部分

（1）确定各部分的功能状态

①运动和认知能力，了解患者进食、排便、个人卫生自理的能力；②语言和理解能力；③视听能力；④营养状态；⑤牙齿健康。

（2）年龄、性别是否相符，包括乳腺、盆腔检查

（3）重点检查部位包括

①一般状态；②皮肤损害：是否皱缩、自伤、压迫性损伤或真菌感染；③听力测定（必要时由电测听试验确定）；④视力检查：观察对视觉刺激的反应，设法进行眼底检查，必要时镇静、扩瞳等；⑤口腔检查：注意牙周病、龋齿与念珠菌感染；⑥心脏检查：注意听诊有无异常心音和杂音；⑦骨骼肌肉系统检查：注意肌力、肌张力、关节畸形、主动与被动活动的范围等；⑧神经系统检查：注意吞咽、咀嚼、吮吸、肌肉收缩及对称性、步态与动作的协调性等。

3. 生理缺陷患者的检查

检查需要更长时间，采取更轻柔的手法及变通的检查方法和顺序来完成。翻身、抬起、变动体位需要助手。与主诉、现病史有关的器官系统需要特别注意，着重检查。检查顺序需要酌情改变。

（六）老年人的体格检查

1. 注意老年人都可出现的年龄变化

（1）视力、听力有一定下降，记忆力下降。

（2）皮肤弹性降低。

（3）瞳孔对光反应稍迟钝，眼球向上凝视能力下降，老年环不是病态。

（4）心脏收缩期杂音明显，收缩压略增高，但仍在正常范围。

（5）胸前后径增加与脊柱后弓、椎体的下塌有关，肺部检查时捻发音不意味着肺部疾病。

（6）肠蠕动减慢。

（7）性器官（如男性睾丸，女性阴唇、阴道）萎缩。

（8）前列腺增大。

（9）肌肉轻度萎缩。

（10）步态变慢，跨步变小。

（11）踝反射等深反射及肌力可能减弱。

2. 老年人体检时特别注意事项

（1）定期的体格检查十分必要，然而老年人可能由于骨关节改变而行动不便，应照顾患者实际情况如同生理缺陷患者一样，准备更多时间，耐心、细致进行体格检查。

（2）检查内容和顺序与成人无异，生命体征尤其重要。

（3）检查的方法应灵活、机动。如从家人和护理人员处获取信息；在交谈中有效地了解智力、记忆力。

（4）可从患者一般状态（appearance）、情感反应（affect）及语言、行为是否适度

（appropriateness）——三个"a"评价精神状态，也可从交谈中了解患者的时间、地点、人物定向力。

（5）注意患者视力及听力下降程度，一般对耳语音及高调语音分辨较差。

（6）心脏检查时注意第一心音改变及第三心音可能预示疾病。

（7）血压检查最好包括坐、卧、立位，可以了解循环代偿能力，并应检查双侧。

（8）腹部听诊注意血管杂音，触诊注意腹主动脉有否增宽，正常直径不超过 3.5 cm。

五、思考题

1. 全身体格检查的顺序？
2. 重点体格检查用于哪些情况？
3. 体格检查的书写内容与格式？
4. 老年体格检查应注意的问题？
5. 智力障碍的小儿检查必须包括哪些内容？

六、常用英文

1. 英文单词

complete physical examination 全身体格检查，screening examination 筛查，problem-focused physical examination 重点体格检查

2. 名词解释

Babinski sign Extension：The great toe and abduction of the other toes reflex to plantar stimulation；normal in infants under the age of two years but a sign of brain or spinal cord injury in children ≥2 years old and adult which indicated of pyramidal tract involvement.

（许辉、袁琼婧、肖湘成）

实习指导十三　完全病历书写

一、实习要求

1. 掌握询问病史及体格检查的方法和内容
2. 独立书写一份符合要求的完全病历

二、培训方法

1. 实习前讲解 50 分钟
2. 选择病史及体征典型的患者，每 3 位同学分配一名患者。老师提供体温计、血压计、压舌板、软尺等，先独立询问及检查，再经老师启发与辅导后予以补充，共 120 分钟
3. 用统一的病案单依教材的格式、内容用课后时间认真书写后上交老师
4. 诊断学最后一次实习时，由老师讲评，修改病历，并组织讨论与分析

三、实习内容

1. 问诊及交流技巧
2. 全身体格检查
3. 完全病历书写

四、实习前讲解的重点

1. 病历的重要性及基本规则和要求
2. 完全病历书写的格式和内容

病历内容包括：一般项目、主诉、现病史、既往史、个人史、（月经）婚育史、家族史、体格检查、辅助检查、摘要、初步诊断、记录者签名。

（1）一般项目：病历号、姓名、性别、年龄、民族、籍贯、婚姻、住址、职业、入院日期、记录日期、病史陈述者、可靠程度。

（2）主诉：本次发病主要症状（或体征）和时间（尽量简明，少于 20 字）。

（3）现病史：不要记流水帐，既要总结归纳，又要尊重事实。包括：

① 起病情况、时间、诱因。

② 主要症状特点：部位、性质、范围、程度、持续时间、影响因素。

③ 病情进展演变：按时间先后顺序，要有条理、系统性，早期症状有定位意义。

④ 伴发症状和有重要意义的鉴别诊断阴性症状。

⑤ 诊治过程及效果。

⑥ 一般日常情况：精神、饮食、睡眠、大小便、体重等情况。

（4）既往史：既往一般健康状况、疾病史、传染病史，药物及其他过敏史，手术外伤及输

血史、预防接种史等。

（5）系统回顾

①呼吸系统，有无咳嗽（发作时间，性质与气候的关系）、咳痰（色、量、性状、气味），咯血（色、量）、胸痛（时间、部位、性质、程度、与呼吸及咳嗽关系），咽痛，发热（体温、临床过程及特点、伴随症状），盗汗，呼吸困难（时间、性质、程度），与肺结核患者密切接触史、食欲不振，体重减轻等。

②循环系统：有无心悸，心前区疼痛（部位、性质、时限、放射、频度、诱因、缓解方法）、气促、咳嗽、咳痰、咯血、水肿、高血压、头昏、头痛、晕厥、少尿、肝区疼痛、腹胀等。

③消化系统：饮食习惯、有无食欲改变、嗳气、反酸、腹痛（部位、性质、时限、放射、频度、诱因、缓解方法），腹泻（次数、大便性状、气味）、恶心、呕吐（频度、时间、量、性质与饮食关系）、腹胀、吞咽困难、呕血、便血（色、量），黄疸、便秘、体重下降，食物或药物中毒史、腹内肿块史等。

④泌尿生殖系统：有无苍白、浮肿、食欲减退、头痛、眩晕、视力障碍、腰痛及腹痛、排尿困难、尿频、尿急、尿痛、尿量及尿色改变（血尿、洗肉水样或酱油色等）、夜尿、肾毒性药物应用史、毒物接触史或中毒史、性功能紊乱、计划生育情况等。

⑤造血系统：有无疲乏无力、头晕、眼花、耳鸣、面色苍白、心悸、气促、皮肤黏膜出血、鼻衄、牙龈出血、咯血、便血、黄疸、淋巴结及肝、脾肿大、发热、骨骼疼痛、化学药品、毒物、放射物接触史等。

⑥代谢、内分泌系统：有无畏寒、怕热、多汗、头痛、乏力、视力障碍、心悸、食欲异常、烦渴、多尿、多饮、水肿、肌肉震颤及痉挛、性格、智力、发育、体重、皮肤、毛发、性欲改变、第二次性征改变及骨骼等方面改变。

⑦神经精神系统：有无头痛（部位、性质、时间、程度）、失眠，嗜睡、意识障碍、昏厥、视力障碍、感觉失常、神经痛、麻痹、瘫痪、抽搐、性格改变、记忆力减退、智能减退及其他精神异常的现象。

⑧肌肉骨骼系统：有无感觉失常、神经痛、麻痹、瘫痪、抽搐、关节肿痛、运动障碍、肢体麻木、萎缩史等。

（6）个人史：出生地、长期居留地、社会经历，生活习惯及嗜好，职业和工作条件，性生活史。

（7）月经史：月经初潮年龄、周期、行经期、末次月经日期或停经日期、经量及颜色，有无血块、痛经、白带（量、味、性状）。

（8）婚姻史：婚姻状况、结婚年龄，爱人健康情况（若死亡，应询问死因及日期），性生活情况（必要时询问），子女情况。

（9）生育史：妊娠次数及产次，生产情况（平产、难产或手术产、流产、早产或死胎），产后情况（大出血、产褥热），计划生育措施。

（10）家族史：家中成员（父母、兄弟、姐妹及子女）健康情况，有无传染病（结核、梅毒）及与遗传有关疾病（如血友病、糖尿病、高血压、精神病）或与患者类似疾病之病史，如已死亡，则应问明死因及年龄，必要时追问其祖父母及外祖父母、表（堂）兄弟、表（堂）姐妹等情况。

体格检查

体温_____℃，脉搏_____次/分，呼吸_____次/分，血压_____mmHg。

一般情况：发育_____ 营养_____ 神志_____ 体位_____ 表情_____

　　　　　步态_____ 面容_____ 配合检查_____

皮肤：色泽_____ 弹性_____ 湿度与温度_____ 皮疹_____ 瘀斑_____

　　　水肿_____ 皮下出血_____ 瘢痕_____ 溃疡_____ 瘘管_____

　　　结节_____ 肝掌_____ 蜘蛛痣_____

淋巴结：_____全身淋巴结肿大现象。有下列淋巴结肿大_____

（描述部位、数量、大小、硬度、压痛、活动度、有无粘连，局部皮肤有无红肿、瘢痕、瘘管等）

头部：头颅：大小_____ 形状_____ 头皮_____

　　　头发：量_____ 色_____ 光泽_____

　　　眼：眉毛_____ 睫毛_____ 眼睑_____ 眼球_____

　　　瞳孔：形状_____ 大小_____ 对光反应_____ 调节反应_____

　　　巩膜：黄疸_____

　　　结膜：_____ 充血_____ 出血_____ 砂眼_____

　　　角膜及晶状体：_____ 眼外肌运动_____

　　　耳：耳廓_____ 听觉_____ 分泌物_____ 乳突压痛_____

　　　鼻：外形_____ 鼻中隔_____ 阻塞_____ 分泌物_____

　　　　　出血_____ 副鼻窦压痛_____

　　　口腔：气味_____

　　　口腔黏膜：色_____ 溃疡_____ 出血点_____ 色素沉着_____

　　　唇：色_____ 裂缝_____ 溃疡_____

　　　齿：缺齿_____ 龋齿_____ 义齿_____

　　　齿龈：色_____ 齿槽溢脓_____ 出血_____

　　　舌：色_____ 苔_____ 伸出时偏斜_____

　　　咽喉：充血_____

　　　　　扁桃体大小_____ 充血_____ 分泌物_____

　　　颈部：强直_____ 对称_____ 静脉充盈_____ 动脉搏动_____

　　　　　气管位置_____

　　　　　甲状腺大小_____ 震颤_____ 杂音_____

　　　胸部：胸廓形状_____ 乳房_____

　　　　　呼吸状态_____

　　　　　异常搏动及静脉曲张_____

　　　　　胸壁压痛_____

　　　肺脏：视诊：呼吸运动_____ 呼吸节律_____ 肋间隙_____

　　　　　触诊：语音震颤_____ 胸膜摩擦感_____ 皮下捻发感_____

　　　　　叩诊：肺部叩诊音_____

肺下界＿＿＿＿＿＿＿＿＿＿＿＿＿＿＿＿＿＿＿＿＿＿＿＿＿＿＿

肺下界移动度左＿＿＿＿＿＿＿＿＿＿＿＿右＿＿＿＿＿＿＿＿＿＿＿

听诊：呼吸音＿＿＿＿＿＿＿＿＿＿＿＿＿＿＿＿＿＿＿＿＿＿＿＿＿＿

啰音＿＿＿＿＿＿＿＿＿＿＿＿＿＿＿＿＿＿＿＿＿＿＿＿＿＿＿＿＿

语音传导＿＿＿＿＿＿＿＿＿＿＿胸膜摩擦音＿＿＿＿＿＿＿＿＿＿＿＿

心脏血管：视诊　心尖搏动＿＿＿＿＿＿＿＿＿心尖搏动位置＿＿＿＿＿＿＿

心前区隆起＿＿＿＿＿＿＿＿＿心前区异常搏动＿＿＿＿＿＿＿

触诊　心尖搏动＿＿＿＿＿＿震颤＿＿＿＿＿＿心包摩擦感＿＿＿＿＿

叩诊　心脏浊音界如下：

右（厘米）	肋间	左（厘米）
	Ⅱ	
	Ⅲ	
	Ⅳ	
	Ⅴ	

左锁骨中线距前正中线＿＿＿＿＿＿＿＿cm

结论：＿＿＿＿＿＿＿＿＿＿＿＿＿＿＿＿＿＿＿＿＿＿＿＿＿＿＿＿＿＿＿

听诊　心音：心率＿＿＿＿＿次/分＿＿＿＿＿心律＿＿＿＿＿＿

第一音＿＿＿＿＿＿＿＿＿＿＿第二音＿＿＿＿＿＿＿＿＿＿＿

A_2＿＿＿＿＿＿＿＿＿＿＿＿＿P_2＿＿＿＿＿＿＿＿＿＿＿

额外心音＿＿＿＿＿＿＿＿＿＿＿＿＿＿＿＿＿＿＿＿＿＿＿＿＿

杂音：＿＿＿＿＿＿＿＿＿＿＿＿＿＿＿＿＿＿＿＿＿＿＿＿＿＿＿＿＿

心包摩擦音：＿＿＿＿＿＿＿＿＿＿＿＿＿＿＿＿＿＿＿＿＿＿＿＿＿＿

周围血管征：桡动脉搏动＿＿＿＿＿颈动脉搏动明显＿＿＿＿＿毛细血管搏动征＿＿＿＿＿＿

水冲脉＿＿＿＿＿＿＿枪击音＿＿＿＿＿＿＿Duroziez 双重杂音＿＿＿＿＿＿＿

交替脉＿＿＿＿＿＿＿奇脉＿＿＿＿＿＿＿无脉＿＿＿＿＿＿＿脉搏短绌＿＿＿＿＿

其他＿＿＿＿＿＿＿＿＿＿＿＿＿＿＿＿＿＿＿＿＿＿＿＿＿＿＿＿＿＿

腹部：腹围测量（有腹水时）＿＿＿＿＿＿＿＿＿＿＿＿＿＿＿＿＿＿＿＿＿＿

视诊　外形＿＿＿＿＿＿＿＿＿对称＿＿＿＿＿＿＿皮疹＿＿＿＿＿＿＿

胃肠蠕动＿＿＿＿＿＿＿＿＿腹壁静脉曲张及血流方向＿＿＿＿＿＿＿＿＿＿

呼吸运动＿＿＿＿＿＿＿＿＿瘢痕＿＿＿＿＿＿＿＿＿＿＿＿＿＿＿＿

疝＿＿＿＿＿＿＿＿＿＿＿＿腹部隆起＿＿＿＿＿＿＿＿＿＿＿＿＿＿

触诊　腹壁肌肉紧张度＿＿＿＿＿＿＿压痛＿＿＿＿＿＿＿反跳痛＿＿＿＿＿＿

振水音＿＿＿＿＿＿＿＿＿＿＿液波震颤＿＿＿＿＿＿＿＿＿＿＿＿＿

肝脏＿＿＿＿＿＿＿＿＿＿＿＿＿＿＿＿＿＿＿＿＿＿＿＿＿＿＿＿＿＿

脾脏＿＿＿＿＿＿＿＿＿＿＿＿＿＿＿＿＿＿＿＿＿＿＿＿＿＿＿＿＿＿

胆囊（墨非氏征）＿＿＿＿＿＿＿＿＿＿＿＿＿＿＿＿＿＿＿＿＿＿＿＿

肾脏＿＿＿＿＿＿＿＿＿＿＿＿＿＿＿＿＿＿＿＿＿＿＿＿＿＿＿＿＿＿

　　　　叩诊　性质＿＿＿＿＿＿＿＿＿＿肝浊音界＿＿＿＿＿＿＿＿＿＿＿＿＿
　　　　　　　　移动性浊音＿＿＿＿＿＿肾区叩击痛＿＿＿＿左＿＿＿＿右＿＿＿＿
　　　　听诊　肠鸣音＿＿＿＿＿＿＿＿＿＿血管杂音＿＿＿＿＿＿＿＿＿＿＿＿
　　　　　　　　振水音及其他＿＿＿＿＿＿摩擦音＿＿＿＿搔刮试验＿＿＿＿
　　　脊柱及四肢：脊柱：＿＿＿＿＿＿＿＿＿＿压痛＿＿＿＿＿＿＿＿＿＿
　　　　　　　　四肢：＿＿＿＿＿＿＿＿强直或瘫痪＿＿＿＿＿＿＿＿＿
　　　　　　　　肌肉萎缩＿＿＿＿＿＿肌肉压痛＿＿＿＿＿骨折＿＿＿＿＿
　　　　　　　　杵状指＿＿＿＿＿＿＿静脉曲张＿＿＿＿＿＿＿＿＿＿＿
　　　　　　　　关节＿＿＿＿＿＿＿＿＿＿＿＿＿＿＿＿＿＿＿＿＿＿＿
　　肛门、外生殖器检查（必要时检查）
　　神经系统检查：神志＿＿＿＿＿＿＿＿＿精神状态＿＿＿＿＿＿＿＿＿

反射	二头肌	三头肌	腹壁	膝腱	跟腱	提睾
左						
右						

　　病理反射：巴彬斯基氏征＿＿＿＿＿＿＿＿＿＿＿＿＿＿＿＿＿＿＿
　　　　　　　布鲁辛斯基氏征＿＿＿＿＿＿＿＿＿＿＿＿＿＿＿＿＿＿
　　　　　　　克尼格氏征＿＿＿＿＿＿＿＿＿＿＿＿＿＿＿＿＿＿＿＿

辅助检查

　　记录与诊断有关的实验室及其他检查结果，如系入院前所做的检查，应注明检查医疗机构名称和日期。

病历摘要

　　将病史，体格检查及实验室检查等主要材料作扼要地摘述，显示诊断的根据，通过此摘要内容，使人能获得较清楚的概念。
　　内容包括：
　　（1）姓名、性别、年龄、婚姻、籍贯、职业、主诉、入院日期。
　　（2）现病史中主要部分，予以系统化摘要叙述（不是重抄现病史）。
　　（3）既往史中之主要部分。
　　（4）物理检查包括一般状态，头、颈、心、肺、腹，四肢，神经反射之阳性体征及重要阴性体征。
　　（5）化验及其他重要检查之有关阳性结果。
　　　　　　　　　　　　　　　　　　入院诊断＿＿＿＿＿＿＿＿＿＿＿
　　　　　　　　　　　　　　　　　　医生签名＿＿＿＿＿＿＿＿＿＿＿

诊断

诊断名称应确切，分清主次，顺序排列，主要疾病在前，次要疾病在后，并发症列在有关主病之后，伴发病排列在最后。诊断应尽可能的包括病因诊断、病理解剖部位和功能诊断。

3.门诊病历书写

封面：姓名、性别、年龄、药物过敏史、婚姻、职业、住址、联系方式等。

（1）初诊病历

①就诊日期；②主诉；③病史；④体查；⑤实验室检查和特殊检查；⑥初步诊断；⑦处理意见；⑧医生签全名；⑨法定传染病，记录并上报

（2）复诊病历

①重点记录初诊后病情变化和治疗效果或反应；②体查（重点记录原阳性体征的变化和新的阳性发现）；③补充实验室或其他特殊检查；④诊断（补充或修正）；⑤处理意见；⑥医生签全名；⑦不同医院、不同就诊科别或不同的病种，均视为初诊患者。

（3）门诊病历举例（参照教材）

4.完全病历举例（参照教材）

5.附病历评分标准

（1）规格与文字（5 分）

1）格式不规范（ -1 分）；

2）字迹潦草（ -1 分）；

3）有涂改（ -1 分）；

4）错别字（ -1 分）；

5）无签名（ -1 分）。

（2）主诉（10 分）

1）主诉叙述不符合要求或未反映起病主要症状、特征（ -4 分）；

2）主要症状或发病时间有错误（ -3 分）；

3）主诉症状或发病时间有遗漏（ -3 分）。

（3）现病史（20 分）

1）起病情况叙述不清（ -5 分）；

2）病情进展顺序不清、条理性差或遗漏（未反映出疾病的进展过程）（ -5 分）；

3）伴随症状不清（ -2.5 分）；

4）主要症状特点不清（ -2.5 分）；

5）有关鉴别症状或重要的阴性症状不清（ -2.5 分）；

6）治疗经过叙述不全面（ -2.5 分）。

（4）其他病史（10 分）

既往史、个人史、婚育史（月经）、家族史、药物过敏史（缺一项扣 1 分）

（5）体格检查（26 分）

1）生命体征；

2）一般情况；

3）皮肤黏膜；

4）淋巴结；

5）头部及其器官；

6）颈部；

7）胸部；

8）肺和胸膜；

9）心脏；

10）桡动脉；

11）周围血管征；

12）腹部；

13）肛门与直肠；

14）外生殖器；

15）肌肉骨骼系统；

16）神经系统；

17）专科情况。

（第一项目漏检扣1分、重要阳性体征遗漏扣2分、重要阴性体征遗漏扣1分）

（6）病历摘要（4分）

1）主要项目遗漏（-2分）；

2）摘要条理性差（-2分）。

（7）诊断（25分）

1）初步诊断错误（-15分）；

2）初步诊断不完整（-5分）；

3）诊断依据不完整或不符合诊断（-5分）。

五、思考题

1）完全病历书写之前需要哪些准备工作？

2）如何书写好完全病历？

六、常用英文

1. 英文单词

chief complaint 主诉, history of the present illness 现病史, past medical history 既往史, review of systems 系统回顾, personal history 个人史, family history 家族史

2. 名词解释

Chief complaint：Briefly state symptoms or signs and duration.

3. 简答题

What does history of the present illness include?

Detailed documentation of patient's current problem: onset and duration; features of chief symptom, including location, radiation, quality, frequency, duration, intensity, alleviating and aggravating factors; causes of illness and inducements; progression; associated symptoms; significant negative symptoms; courses of previous diagnosis and treatment; general condition after illness.

（罗瑛、袁琼婧、马琦琳）

实习指导十四　临床诊断思维及综合病例分析

一、实习要求

掌握正确的疾病诊断步骤，培养正确的诊断思维：包括收集详细的病史、体格检查、辅助检查资料；对资料进行综合分析，提出初步诊断；不断验证或修正诊断，最后确立诊断。

二、实习方法及时间分配（3 小时）

1. 带教老师提供 1～2 份临床病例资料，可提前 2～3 周提供给本组学生，让学生自己完成一份综合病例分析演讲文稿（PPT）

2. PPT 要求

临床诊断步骤、思维方法、诊断及鉴别诊断，以及进一步的验证或修正诊断的方法、参考文献及循证医学证据等。

3. 随即选 1～2 名学生进行 PPT 演讲；其他同学补充，并向讲者提问；讲者回答问题

4. 老师点评分析，并对出现的错误进行纠正

三、实习器材

教学多媒体设备。

四、实习内容

疾病诊断步骤如下。

1. 收集资料，归纳整理

将收集的资料，包括病史、体格检查、实验室检查及特殊检查资料进行合理的归纳分析，找到对诊断有帮助的阳性资料及重要的阴性资料。如发热查因患者：重点关注发病的季节、地区，发热的病程、热度、热型；主要症状及伴随症状：有无畏寒、寒战、出汗；系统表现如咳嗽、咳痰、咯血、胸痛；呕吐、腹痛、腹泻；尿频、尿急、尿痛；皮疹、出血；头痛、肌肉关节痛；患病以来的一般情况，如精神状态、饮食、体重、睡眠及大小便等；体格检查有无皮疹及皮疹特点、淋巴结有无肿大，有无肺部、心脏异常，有无腹部异常等；实验室的资料及特殊检查：血常规、大小便常规的改变、肝肾功能、生化酶学检查、细菌培养结果、胸部 X 线片、B 超等；起病后的治疗经过：重要药物如抗菌药物、糖皮质激素、解热镇痛药物、抗结核药物等的使用情况及疗效评估；传染病接触史、手术史、流产或分娩史、职业特点等。

2. 分析资料，进一步演绎推理，得到初步诊断

将病史采集、体格检查、辅助检查等资料进行分析评估、综合归纳、去粗取精、去伪存真、由此及彼、由表及里。再将资料归纳分组，归纳为症状体征群或综合征，总结出患者的主要问题，比较其与哪些疾病的症状、体征及病情相近或相同，结合医生的医学理论和临床

经验分析对比,将可能性比较大的问题罗列出来,不断形成诊断假设,即初步诊断,如:发热、咳嗽、咯血2周的中年男性患者,初步考虑为呼吸系统疾病,如患者热型为午后低热,伴有盗汗、消瘦,血象不高,胸部 X 片提示上肺炎性病灶,就要考虑结核病的可能;如患者肺部有结节病灶,有长期吸烟史,就不能排除肿瘤的诊断;如患者发热为高热,且长期使用免疫抑制剂,就要考虑肺部并发真菌感染的可能;如患者有静脉吸毒史,胸部 X 片提示双肺多发团状结节影,部分有空洞形成,心脏听诊可闻及瓣膜区杂音,就要考虑肺部金葡菌肺炎或败血症。总之,初步诊断因多种因素限制,不能视为定论,只能作为进一步诊断的前提或试验性治疗的依据。

3. 验证或修正诊断,确立诊断

反复细致观察病情变化、查阅文献资料、开展讨论及会诊,不断解决疑难问题,合理计划进一步的辅助检查及特殊检查,如发热患者,初步诊断为沙门菌感染,就应该积极寻找病原体,进行血或骨髓培养;辅助检查做肥达反应,观察对抗菌药物的反应等;如果怀疑为非感染性疾病引起的长程发热,可做肿大的淋巴结活检、骨髓细胞学检查、免疫学检查,以支持或排除肿瘤或结缔组织病。选择检查项目时,应根据检查项目的敏感度、特异性及准确性、检查结果在各种疾病的频率分布、确定诊断的概率、安全性及性价比等进行决定,做到有的放矢。

五、思考题

综合病例讨论示例

患者女性,29 岁,桂林人。

主诉:头昏乏力、尿黄2周,牙龈出血2天。

现病史:患者2周前无明显诱因,渐感头昏乏力,腰膝酸软,记忆力下降,活动后气促明显;同时发现小便呈深黄色,以清晨明显;食纳减退,常感腹胀;常有低热,最高不超过38℃,偶有膝关节疼痛;近2天患者出现刷牙时牙龈出血,压迫较长时间可止血。

既往史:体健。

婚育史:23 岁结婚,一直未孕。

体检:重度贫血貌,巩膜轻度黄染,面部可见红色皮疹,上肢注射抽血部位可见瘀斑,肝肋下1 cm,脾肋下2 cm,质软,无压痛,余无异常。

血常规:Hb 58 g/L,MCV 72fl,MCHC 30%,WBC 10.2×10^9/L,N 0.72%,L 0.25%,幼稚细胞 0.03%,Pt 23×10^9/L。尿常规示尿蛋白阳性,尿胆原阳性,尿胆素阴性。肝功能:TBIL 46.2 umol/L,DBIL 11.1 umol/L,ALT 63 U/L,ALB 32 g/L,GLO 31 g/L。肾功能示BUN 5.6 mmol/L,Scr 144 umol/L。

问题:

1. 问诊还有哪些补充?

2. 需要做哪些进一步检查?

3. 请总结该患者临床特点。

4. 简述临床诊断思路。

参考答案:(请补充)

1. 答:1)有无发热,发热的热型。

2）有无伴随症状，如咳嗽咳痰、咯血、皮疹、尿频、尿急、尿痛、口腔溃疡，光过敏，关节肿胀，有无脱发等。

3）有无头痛、性格改变及认知障碍，有无癫痫发作、昏迷。

4）有无腹痛腹泻、有无流产及口干眼干。

5）外院就诊的诊疗经过，疗效的判定。

6）既往药物服用史、家族中有无类似病史、月经史。

2. 答：做血沉、C 反应蛋白、抗核抗体谱、抗磷脂抗体、Coombs 实验、补体、肝炎全套、甲状腺功能，胸部 X 线片，肾活检、骨髓细胞学。

3. 答：1）29 岁育龄期女性，病程 2 周，因头昏乏力、尿黄 2 周，牙龈出血 2 天入院。

2）多系统损害。

①皮肤有面部红疹。

②肾脏改变：有蛋白尿。

③有关节痛。

④有血液系统改变：血小板减少，小细胞低色素性重度贫血，白细胞和中性粒细胞比例偏高，肝脾大。

⑤神经系统改变：头昏、记忆力下降。

⑥消化系统：巩膜黄染、食纳减退、腹胀。

4. 答：根据患者症状、体征、辅助检查等综合分析考虑：多系统损害查因：①免疫性病变：结缔组织病如系统性红斑狼疮？②肿瘤：血液系统肿瘤如白血病？③炎性病变：如重症肝炎？结核感染？④中毒：食物或药物中毒？

六、常用英文

1. 英文单词

Data collection 收集资料，data processing 分析资料，diagnostic hypothesis 诊断性假设，impression 印象，primary diagnosis 初步诊断，diagnostic test 诊断性试验，diagnostic therapy 诊断性治疗，experimental treatment 试验性治疗

2. 名词解释

Diagnostic therapy：Due to the lack of specific diagnostic method of some diseases, according to the clinical symptoms, signs and auxiliary examination to determine the patient for suspected cases, give her/him a period of time of specific treatment for the disease, to diagnose the disease according to the effect known as diagnostic treatment. Such as the diagnosis of suspected tuberculosis with anti – tuberculosis treatment.

Primary diagnosis：The diagnosis which made after history investigation, general inspection and system examination, may not accurate. Primary diagnosis is necessary, because it not only can be the guide to auxiliary examination and but also is the foundation for further diagnosis and treatment.

3. 简答题

List 5 terms of commonly used auxiliary examination.

Blood routine, stool routine, urine routine, liver function test, renal function test, germiculture.

（沙新平、张卫茹）

实习指导十五　　正常心电图

一、实习要求

1. 掌握心电图机操作方法
2. 掌握正常心电图的各波图像，心电图的分析步骤及心电图各波段及波形测量方法

二、实习方法及时间分配（共 3 学时，150 分钟）

1. 示范心电图机操作方法：讲解心电图机、做图注意事项、导联连接位置（20 分钟）
2. 讲解正常心电图的各波图像，心电图的分析步骤及心电图各波段及波形测量方法（30 分钟）
3. 阅图（按问题思考并作答，30 份）（50 分钟）
4. 教师以师生互动形式分析、讨论、总结所阅图谱（50 分钟）

三、实习器材

心电机 1 台，分规 1 个，正常心电图图谱 1 套。

四、实习内容

（一）心电图的描记方法

1. 被检查方面的准备

（1）检查前，让被检查者静卧数分钟，全身肌肉放松。冬天注意环境温暖，减少肌肉震颤引起的干扰。

（2）对初检者，在操作前说明检查毫无痛苦，无危险性，减少和消除其心理上的紧张。

（3）被检查者一般采取卧位，宜用木床。如在铁床上做，应注意绝缘，使身体不与其他任何金属导电体接触，可在床上垫上橡皮或塑料布，亦不能与墙壁和地面接触，以免受到干扰。

（4）四肢及胸前安放电极部位，将皮肤擦洗干净，涂上导电液体，保持皮肤与电极良好接触及导电性能。

2. 做心电图的操作步骤

（1）肢导联电极安放位置：右手腕——红色，左手腕——黄色，左脚腕——绿色，右脚腕——黑色。

（2）胸壁导联安放位置：常规十二导心电图胸导联一般放在 $V_1 \sim V_6$ 即可；根据病情需要可加做 V_3R、V_4R、V_5R、V_7、V_8、V_9，即十八导联心电图。

①常规胸导联安放

V_1：胸骨右缘第 4 肋间；

V_2：胸骨左缘第 4 肋间；

V_3：V_2 与 V_4 连线的中点；

V_4：左锁骨中线与第 5 肋间的交点；

V_5：左腋前线与第 5 肋间的交点；

V_6：左腋中线与第 5 肋间的交点。

②特殊胸导联安放

V_3R：右胸与 V_3 对应位置；

V_4R：右胸与 V_4 对应位置；

V_5R：右胸与 V_5 对应位置；

V_7：左腋后线平 V_6 位置；

V_8：左肩胛下角线平 V_6 位置；

V_9：左脊柱旁线平 V_6 位置。

(3)心电图机操作步骤(以单导联心电图机为例,具体操作请参看机型)

①打开心电图机;②核对电压(10 mm/mv)和走纸速度(25 mm/s),观察显示屏上是否有各导联波形显示;③按下"滤波"键,然后按下"自动分析"键;④待自动出纸后关闭心电图机。

(二)心电图的波形及各部分的意义

正常心脏的活动,其兴奋传导的过程是由窦房结→心房→房室结→房室束→左、右束支→蒲肯野纤维→心室肌纤维。在每一心动周期内,一个典型的心电图有 5 个(或 6 个)波自左至右称为 P、Q、R、S、T 及 U 波,并可分为下列部分,P-R 间期、QRS 间期、Q-T 间期及 P-R 段、S-T 段等。

1. P 波

P 波代表心房激动时所产生的电位变化。

形态：正常 P 波向上,顶部圆滑。aVR 中倒置;avL、Ⅲ 及 V_1、V_2 中 P 波可向上,倒置,或呈双向。

正常值：时限≤0.11 秒,振幅<2.5 mm。

意义：在心电图中只要有一个导联的 P 波超出正常范围,就代表 P 波有异常,提示心房有病变,若无 P 波常是节律问题。

2. P-R 间期

P 波起点至 QRS 波群起点为 P-R 间期,表示激动经过心房、房室结、房室束到达心室所需的时间。

正常值：0.12~0.20 秒,婴儿及心跳较速者,P-R 间期可较短。

意义：延长常代表房室传导阻滞。

3. QRS 波群

QRS 波群代表心室激动时电压的变化。

正常值:时限<0.10 秒。在标准导联中,每个导联 QRS 波群振幅的绝对值相加大于 5 mm,若小于 5 mm 则称低电压。胸导联每个导联 QRS 波振幅绝对值相加大于 8 mm。

意义：在胸导联中 V_1 的 R 波一般≤10 mm,V_5 的 R 波一般≤25 mm,若电压过高,提示心室肥大。

4. S-T 段

QRS 波群终点至 T 波起点。

S-T 段应在零电位线，但可稍向上或向下偏移。

向下偏移≤0.5 mm，向上≤1 mm，但在 V_1、V_2 导联中向上偏移可达3 mm，V_1 不超过5 mm）。

意义：ST 段向上、下偏移超过正常范围，可见于心肌梗死、心肌缺血、心包炎等心脏病变。

5. T 波

T 波代表心室激动复原时的电压变化。

正常：T 波的方向应与 QRS 波群的主波方向一致（如在 aVR 导联 T 波是倒置的，而 V_5 导联的 T 波是向上的）。

振幅在肢导联一般是 2～6 mm，在胸导联可能高达 12～15 mm。

注意 QRS 波群振幅的大小，如 QRS 波群振幅小，T 波也小，如 QRS 波群振幅大，T 波也大。一般 T 波的振幅应不小于同一心动周期 R 波的十分之一。

意义：需结合临床资料加以解释，一般可见于心肌病变。

6. Q-T 间期

代表心室激动开始到复极完毕所需的时间，此段时间随心搏速率而改变。心率快，Q-T 间期短。心率慢，Q-T 间期较长。

正常值：0.36～0.44 秒。

意义：Q-T 间期延长可见于 QT 间期延长综合征、心肌病变、药物影响等。

7. U 波

U 波是在 T 波之后一个低而直立的波。

一般方向与 T 波一致，应较 T 波为低，通常≤0.5 mm，但 V_3 导联的 U 波有时可达 3 mm。

意义：U 波特别明显时可见于低血钾、低温、窦性心动过缓等。

(三)心电图的测量和分析方法

1. 波幅及时限的测量

心电图纸上印有一系列由横线和竖线组成大小相等的方格。横线的间隙是 1 mm，1 mm =0.1 mV，每 5 条横线有一较粗的横线，代表 0.5 mV，横线是用以测量心电图波的波幅即电压，通常用 mm 或 mV 来表示。测量时，基线以上的偏动波，从基线上缘量至波顶端，其垂直距离就是正向波的电压，基线以下的偏动波，从基线下缘量至波最低点，这样，可除去基线本身的宽度，如要测量波的总电压，将正负波的绝对值相加即得。

心电图上竖线的间隔是 1 mm，相当于 0.04 秒，每 5 条竖线有一粗线，两粗线间的时间是 0.2 秒，心电图各波及段的时限均以秒为单位表示。测量时，选择偏动较大的导联，因为偏动大的波，其起点及终点比较清晰明确，便于测量，测量时限均以波或段的凸面为起止，而不以凹面为起止。

心电图的测量用两脚小分规进行。

2. 分析心电图的方法

分析心电图，按以下步骤进行：

(1)将各导联心电图按标准肢导联，加压单极肢导联及胸前导联排列。检查各导联有无技术误差，电压标准化是否正确等。电压标准化，指记录心电图时，调节电流计灵敏度，当电流计通过 1 mV 电压的电流时，记录笔偏动 10 mm，不足或超过 10 mm，影响波形电压测量的准确性。

(2)检查每个心动周期是否有 P 波，以及 P 波与 QRS 波群的关系是否正常，以确定心脏的节律究竟属正常或异常。

（3）用分规测量 P-P 间隔是否规律，测量时限，计算心率，计算方法，将 60 秒除以 P-P 间隔时间，即得每分钟心率。例如 P-P 间隔为 0.8 秒，则心率为 $60 \div 0.8 = 75$ 次/分。如遇心房颤动等心律不齐，则计 3 秒内的 QRS 波群数，乘以 20，即为每分钟心室率。用同法可测心房率。

（4）检查 P 波的形态、振幅及宽度，Ⅱ、aVF 和 V_1 导联的 P 波一般较为明显，着重在这些导联辨认及测量。

（5）测量 P-R 间期，在标准导联中，选择 P 波宽而明显且有 Q 波的导联进行测量，如无 Q 波，则在有明显 P 波及 QRS 波群最宽的导联中测量。

（6）观察各导联 QRS 波群的波形，测量振幅，主要注意 V_1、V_5，aVL 及 aVF 导联，测量 QRS 时限，以时限最长的导联为准。

（7）测量平均电轴，分别测量Ⅰ及Ⅲ导联 QRS 波群波幅的代数和。根据电轴表即可求出平均电轴的度数。

（8）检查 S-T 段形态，有无偏移及其偏移程度，以无偏移或上下偏移若干毫米表示。

（9）检查各导联 T 波的形态、方向及高度，方向以向上、倒置及双向表示，高度以正常、低平及平坦表示。

（10）测定 Q-T 间期，选择 T 波较高且终点明显的导联测量。

（11）根据以上分析所得资料，掌握心电图改变的主要特征，做出心电图诊断。

3. 小结

正常心电图的指标见表 1 – 15 – 1。

表 1 – 15 – 1　成人心电图正常值

P 波	电压：<0.25 mV
	时限：<0.11 秒
P-R 间期	$0.12 \sim 0.2$ 秒
QRS 波群	时限：QRS <0.10 秒
	Q 波：<0.04 秒 $<1/4$R
	电压：aVF <2 mV
	aVR <0.5 mV
	$L_1 + L_2 + L_3 > 1.5$ mV
	$RV_1 < 1.0$ mV
	$RV_5 < 2.5$ mV
	V_1 R/S < 1
	V_5 R/S > 1
	$RV_1 + SV_5 < 1.2$ mV
	$RV_5 + SV_1 < 4.0$ mV（男）3.5mV（女）
	Q 波 $<1/4$R
S – T 段	上移：$V_1 \sim V_3 < 3$ mm，其他导联 <1 mm
	下移：<0.5 mm
T 波	高度 $>1/10$R

五、思考题

1. 看心电图前要排除哪些伪差？
2. 试述正常心电图各波段正常值及意义。

六、常用英文

1. 英文单词

electrocardiogram 心电图，chest leads 胸导联，limb leads 肢导联，clockwise rotation 顺钟向转位

2. 名词解释

P wave：P wave is a deflection in an electrocardiographic tracing that represents atrial activity of the heart.

3. 简答题

Please describe the contents of waves in a normal electrocardiogram.

The waves in normal electrocardiogram consist of P wave, P-R interval, QRS waves, ST segment, T wave.

（漆泓、裴志芳、彭礼明）

实习指导十六　异常心电图

一、实习要求

1. 掌握正常窦性心律特点
2. 掌握心肌梗死的阅图方法
3. 了解常见异常心电图并掌握重要异常心电图的特点

二、实习方法及时间分配（共 3 学时，150 分钟）

1. 讲解正常窦性心律特点（10 分钟）
2. 讲解常见异常心电图的特点（30 分钟）
3. 讲解心肌梗死的阅图方法（10 分钟）
4. 阅图（按问题思考并作答，30 份）（50 分钟）
5. 教师以师生互动形式分析、讨论、总结所阅图谱（50 分钟）

三、实习器材

分规一个，异常相关心电图图谱一套。

四、实习内容

（一）窦性和异常心电图特点
1. 正常窦性心律
（1）p 波规则地出现，60～100 次/分。
（2）P 波的形状说明冲动是从窦房结发出的（在 Ⅱ，Ⅲ，avF 中直立，在 aVR 中倒置）。
（3）P-R 间期在 0.12 秒以上。
（4）各 P-P 间期长短之间差异＜0.12 秒。
2. 窦性心律不齐
P-P 间隔不均匀，相互差异达 0.12 秒以上，其余诊断条件同正常窦性心律。各 P－P 间期长短差异＞0.12 秒。
3. 窦性心动过缓
窦性心律，心率＜60 次/分。其余心电图诊断条件同正常窦性心律。
4. 窦性心动过速
窦性心律，成人心率＞100 次/分。其余心电图诊断条件同正常窦性心律。
5. 期前收缩
期前收缩是临床上最常见的一种心律失常。期前收缩是在主导节律基础上，由异位节律点提早发出冲动所致的异位博动。依异位节律点来源分为室性、房性或交界性。提早出现的心脏搏动，随后有一代偿间歇。期前收缩起源于窦房结以外的心房肌或心室肌。

（1）房性期前收缩诊断要点

①有前期发生的 P 波，其形态与正常窦性 P 波可有一定的差别。

②前期发生的 P 波后，其 QRST 波群的形态多与同导联其他 QRST 波群常相同。有时 QRS 波群增宽变形，称房性期前收缩伴室内差异性传导。

③P-R 间期 >0.12 秒。

④代偿间歇不完全 <2 倍 P-P 间期。

⑤ST-T 正常。

（2）交界性期前收缩诊断要点

①有提早出现的 QRS 波群，其形态与同导联窦性 QRS 基本一致，亦可不一致，称交界性期前收缩伴室内差异性传导。

②异位 QRS 波群前、后可有逆行 P 波，也可无。

③代偿间隙常完全。

（3）室性期前收缩的诊断要点

①有提前出现的 QRS 波群，其前面无期前发生的 P 波。

②期前出现宽大畸形的 QRS 波，QRS 间期多在 0.12 秒以上。

③期前收缩可为偶发的，亦可多发，有时每一个或两个正常搏动后即发生一个期前收缩（连续三次或三次以上），形成"二联律""三联律"。两个正常搏动后发生两个期前收缩或三个正常搏动后发生一个期前收缩（连续三次或三次以上），形成"四联律"。

④代偿间歇完全，等于 2 倍 P-P 间期。

⑤ST-T 有继发性改变，T 波倒置。

5. 心房颤动

（1）P 波消失，出现 f 波（心房颤动波）间隔不等，大小、形状不同的每分钟 350～600 次的小波纹。

（2）QRS 波群间隔不匀，而形态大致正常。

6. 心房扑动

（1）P 波消失，代之以一系列大小一致、间隔均匀、形状相似的锯齿状的 F 波（Ⅱ、Ⅲ、avF），频率 250～350 次/分。

（2）心室律规整与否，取决于下传比例是否固定（房室传导比例多为 2∶1 或 4∶1）。

7. 心房肥大

心房肥大表现在 P 波的改变，心电图上有两种类型的 P 波改变。

（1）"二尖瓣型 P 波"：常见于二尖瓣狭窄患者，主要表现为左房扩大。心电图特征为：

①在Ⅰ、Ⅱ、avL，avR 导联中，P 波的宽度超过正常（0.11 秒），呈双峰型，双峰间距 ≥0.04 秒。

②V_1 导联常有电压增高的双向 P 波。

（2）"肺型 P 波"：常见于慢性肺源性心脏病患者，主要表现为右房扩大。心电图特征为：P 波增高，电压 >2.5 毫米，波型尖锐，尤以Ⅱ、Ⅲ、avF、V_1 导联明显。

8. 右心室肥大

（1）QRS 波群电压改变：

$V_1 R/S > 1$

$RV_1 + SV5 > 12$ mm

$V_5 R/S < 1$

Ravr R/S(R/Q) > 1（或 R > 5 mm）

（2）电轴右偏，额面平均电轴 > 90°（重症可 > 100°）。

（3）V_1 呈 QS、qr 或 qR 型。

（4）ST 段和 T 波改变，V_1 之 ST 段轻度下降，T 波双向或倒置。

9. 左心室肥大

（1）QRS 波群电压改变

RV_5 或 $RV_6 > 25$ mm

$SV_1 + RV_5 > 40$ mm（女 > 35 mm）

RavL > 12 mm

$R_I > 15$ mm

$R_I + S_{III} > 25$ mm

RavF > 20 mm

（2）电轴左偏。

（3）QRS 时间 > 0.10 秒（一般不超过 0.11 秒）。

（4）ST 段和 T 波改变，以 R 波为主的导联 ST 段可下降 0.5 mm 以上，V_5 之 T 波双向或倒置。以 S 波为主的导联，则可见直立的 T 波。

诊断心室肥大时，既考虑电压指标超过正常范围的程度，也应综合考虑其他的改变。如仅有一项电压增高即诊断左室肥大，可能导致错误诊断，如同时有 ST-T 的改变，其准确性就大得多。

10. 一度 AVB

P-R 间期延长（大于 0.20 秒）。

11. 二度 AVB

（1）二度 I 型 AVB（文氏型）

①P-R 间期逐次延长，直至 P 波后有 QRS 波群脱漏，呈周期性。

②R-R 间距逐次缩短（因为 P-R 间期每次延长的净增值是递减的，如 0.16 秒，0.22 秒，0.25 秒，0.27 秒，0.28 秒）。

（2）二度 II 型 AVB

①P-R 间期恒定，大多数 P-R 间期正常，少数延长。

②P 波后有 QRS 波群脱漏。

12. 三度 AVB

（1）P 与 QRS 无关（完全性房室分离）。

（2）P-P 间距 < R-R 间距（房率快于室率）。

（3）心室律慢而规则，心率 20～60 次/分（交界性或室性逸搏心律）。

13. 室内传导阻滞

（1）完全性右束支传导阻滞（CRBBB）

①QRS 间期 ≥ 0.12 秒。

②V_1、V_2 呈 rSR′型或呈宽大而有切迹的 R 波，以 R 波为主的导联（V_5、V_6、Ⅰ、Ⅱ、avL）常有粗钝的 S 波。

③ST-T 改变，V_1、V_2，ST 段压低，T 波倒置。

（2）完全性左束支传导阻滞（CLBBB）

①QRS 间期≥12 秒

②V_5、V_6 呈粗钝或有切迹的 R 波，一般无 q 波，亦很少有 S 波：$V_{1,2}$ 呈 rS 型且 S 波粗钝或呈宽大的 QS 波。

③电轴左偏。

④ST-T 改变：ST-T 方向与 QRS 主波方向相反。

14. 阵发性室性心动过速

心电图诊断要点：

（1）连续三次或三次以上快速的宽大畸形的 QRS 波群（即 QRS 间期＞0.12 s）。

（2）心室律基本匀齐，频率为 140～200 次/分。

15. 阵发性室上性心动过速

心电图诊断要点：

（1）连续三次或三次以上快速的 QRS 波群，呈室上型（即 QRS 不增宽变形，QRS 间期＜0.12 S）。

（2）频率 150～240 次/分。

（3）心室律绝对整齐。

16. 预激综合征

（1）PR 间期＜0.12 秒。

（2）QRS 波增宽。

（3）QRS 波起始部有预激波（delta 波）：V1 导联正向——A 型；V1 导联负向——B 型。

（4）继发性 ST-T 改变。

（5）心动过速发作史。

17. 逸搏及逸搏心律

当高位起搏点病变或受抑制导致节律明显减慢，或因传导障碍不能下传激动，或其他原因造成长间歇时（如代偿间歇），低位起搏点代偿性发出一个或一连串的冲动，激动心房或心室。仅发生 1～2 个为逸搏，连续 3 个以上为逸搏心律。

房室交界性逸搏：40～60 次/分。

室性逸搏：20～40 次/分。

房性逸搏：50～60 次/分。

（二）心肌梗死的心电图特点

定性（时期）、定位、定位与主要血管支配关系。

1. 心电图特点及动态变化

（1）ST 段上抬型心肌梗死心电图特征

透壁 Q 波、ST-T 动态变化。

1）Q 波心梗特征（图 1－16－1）

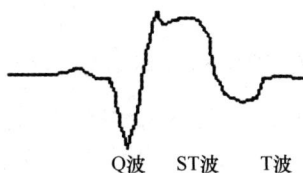

Q波   ST波   T波

注：Q 波—坏死区；ST 段—损伤区；T 波—缺血区
图 1 - 16 - 1 Q 波心梗特征

镜面导联相反改变，R 波增高，ST 段压低，T 波直立增高
2）动态变化（图 1 - 16 - 2）

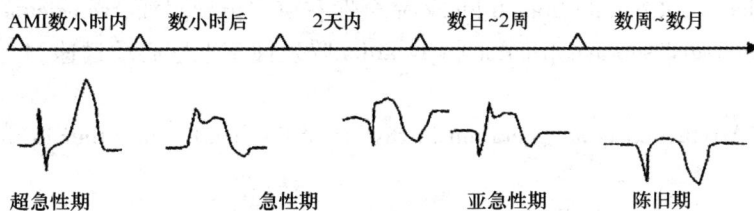

AMI数小时内   数小时后   2天内   数日~2周   数周~数月

超急性期   急性期   亚急性期   陈旧期

图 1 - 16 - 2 心梗心电图动态变化

变化特点：①缺血起始和告终。
　　　　　②ST 段变化是损伤轻重的敏感指标（如再梗、再通）。
　　　　　③坏死区永存留。
（2）非 ST 段抬高型心梗
心电图特征：无 Q 波，有 ST-T 动态变化。ST 段下移，T 波倒置加深，逐渐恢复。
2. 定位
下壁——Ⅱ、Ⅲ、aVF
高侧壁——Ⅰ、aVL
前间壁——V_1、V_2、V_3
局限前壁——V_3、V_4、V_5、Ⅰ、aVL
广泛前壁——V_1、V_2、V_3、V_4、V_5、Ⅰ、aVL
前侧壁——V_5、V_6、V_7、Ⅰ、aVL
下间壁——V_1、V_2、V_3、Ⅱ、Ⅲ、aVF
下侧壁——V_5、V_6、V_7、V_8、Ⅱ、Ⅲ、aVF
右室——V_1、V_3R、V_4R
正后壁——V_7、V_8、V_9
3. 定位与主要血管支配关系

左主干——｛前降支——左室前壁、心尖、下侧壁、前间隔、二尖瓣前乳头肌
　　　　　　左旋支——左室高侧壁、膈面、左房、房室结
右冠脉——左室膈面、后间隔、右室、窦房结、房室结

五、思考题

心肌梗死的心电图 ST 段改变有何特点？

六、常用英文

1. 英文单词

sinus rythym 窦性心律，arrythmia 心律失常，sinus arrhythmia 窦性心律不齐，sinus bradycardia 窦性心动过缓，sinus tachycardia 窦性心动过速，atrial premature beat 房性期前收缩，junctional premature beat 交界性期前收缩，ventricular premature beat 室性期前收缩，atrial fibrillation 心房颤动，atrial flutter 心房扑动，atrial hypertrophy 心房肥大，ventricular hypertrophy 心室肥大，atrioventricular block 房室传导阻滞，complete left bundle branch block 完全性左束支传导阻滞，complete right bundle branch block 完全性右束支传导阻滞，ventricular tachycardia 室性心动过速，paroxysmal supraventricular tachycardia 阵发性室上性心动过速

2. 名词解释

Arrythymia：Arrythymia is an alteration in rhythm of the heart beat either in time or force.

3. 简答题

Give the definition of atrial fibrillation.

Atrial fibrillation is caused by the very rapid uncoordinated contractions of the atrial of the heart resulting in a lack of synchronism between heart beat and pulse beat.

（漆泓、裴志芳、彭礼明、张赛丹）

实验诊断学

实习指导一　血常规检验

血液一般检验是最基本和最常用的检验项目，包括红细胞、白细胞及血小板等相关参数的检测。

一、实习要求

1. 熟悉血常规的毛细血管采血法
2. 熟悉仪器法血常规的操作及其原理
3. 掌握计数板的结构和使用
4. 掌握血常规各项参数的生物参考区间和临床意义
5. 熟悉检验前的影响因素对血常规结果的影响

二、实习内容

(一)末梢血样本采集

1. 器材准备

一次性采血针、皮肤消毒液(70%或75%乙醇)和微量吸管等。

2. 采血方法

一般以左手无名指为宜，1岁以下婴幼儿通常用大拇指或足跟部两侧采血。轻轻按摩采血部位，使其自然充血。消毒穿刺部位皮肤，待干。用左手拇指和食指紧捏采血部位两侧，右手持无菌采血针，迅速刺入。穿刺深度一般以2~3 mm为宜，稍加挤压血液能流出，用无菌棉签擦去第一滴血后，按实验要求采血。采血结束后，用干无菌棉签或棉球按压穿刺部位，止血。

3. 注意事项

(1)末梢血加入到含抗凝剂的收集管后，立即充分混匀。

(2)除特殊情况外，不采用耳垂采血。

(3)所选择的采血部位应无冻疮、发绀、水肿及炎症等。

(4)皮肤消毒后，应等皮肤消毒液挥发干燥后采血，否则流出的血会扩散而不成滴状。

(5)为避免交叉污染，应严格实行一人一针制。如穿刺后血液不流出或流出不畅，可于伤口远端稍加挤压，如仍流出不畅则重新穿刺。切忌用力挤压，以免混入大量组织液，使血液稀释影响检验结果。

(6)为防止血液凝固，采血要迅速。

(二)血细胞分析仪法

1. 常用的检测原理

1)红细胞、白细胞、血小板测定：常采用电阻抗法原理，即根据血细胞非传导性的性质，以对电解质溶液中悬浮颗粒在通过计数小孔时引起的电阻变化进行检测为基础，电脉冲的高度代表单个细胞体积的大小，电脉冲的多少代表细胞的数目，对血细胞进行识别计数及分群。

光学法检测原理：液流聚焦技术是流式细胞术中的一种技术，利用液体层流将使细胞排成单列通过检测孔，前鞘流保证细胞单个通过检测孔，后鞘流避免液体返流。当细胞通过激光束被照射时，因本身的特性，可阻挡或改变激光束的方向，产生与其特征相应的各种角度的散射光。部分仪器采用流式细胞术加二维激光散射法检测。

2）血红蛋白测定：常采用血液学标准化委员会（ICSH）推荐的氰化高铁血红蛋白（HiCN）法。即血红蛋白被高铁氰化钾氧化成高铁血红蛋白，再与氰离子（CN^-）结合，生成稳定的氰化高铁血红蛋白（HiCN），HiCN 最大吸收峰在 540 nm，进行比色法测定。

SLS（十二烷基硫酸钠）血红蛋白检测：SLS-Hb 在 535 nm 有最大吸收峰，根据朗伯比尔定律将 535 nm 处 SLS-Hb 的吸光度换算成血红蛋白浓度。SLS 法具有无毒的优点，而且与国际参考方法氰化高铁血红蛋白法具有很好的相关性。

3）白细胞分类：常见的五分类血细胞分析仪的分类原理如下：

1）体积、电导、光散射法——VCS。

2）多角度消偏振激光散射法——MAPSS。

3）电阻抗、射频、流式细胞术和核酸荧光染色方法——RF。

4）光散射与细胞过氧化物酶染色法——POX。

5）双流体（双鞘流）技术和细胞化学染色方法——DHSS。

（4）红细胞各指数的计算：仪器根据检测信号的大小和数量测量计算平均红细胞体积（MCV）、红细胞容积分布宽度（RDW）。平均红细胞血红蛋白的含量（MCH）、平均红细胞血红蛋白浓度（MCHC）和红细胞压积（Hct），根据仪器检测的红细胞数、平均红细胞体积和血红蛋白含量实验数据，经仪器内部程序计算得出，计算公式分别为：

$$HCT(\%) = \frac{MCV(fL) \times RBC(10^{12}/L)}{1000} \times 100$$

$$MCH(pg) = \frac{Hb(g/L)}{RBC(10^{12}/L)}$$

$$MCHC(g/L) = \frac{MCH(pg) \times 1000}{MCV(fl)} \text{ 或 } \frac{Hb(g/L)}{HCT}$$

（5）仪器所提供的临床常用检测参数（表 2 - 1 - 1）

表 2 - 1 - 1　临床常用检测参数

检测参数	英文全称	英文缩写	单位
白细胞计数	white blood cell count	WBC	$\times 10^9/L$
红细胞计数	red blood cell count	RBC	$\times 10^{12}/L$
血红蛋白量	Hemoglobin concentration	HGB	g/L
红细胞比容	Hematocrit	Hct	%
平均红细胞容积	mean corpuscular volume	MCV	fL
平均红细胞血红蛋白量	mean corpuscular hemoglobin	MCH	pg

续表

检测参数	英文全称	英语缩写	单位
平均红细胞血红蛋白浓度	mean corpuscular hemoglobin concentration	MCHC	g/L
红细胞容积分布宽度	red blood cell volume distribution width	RDW	%
中性粒细胞计数	neutrophil count	NEUT#	$\times 10^9/L$
淋巴细胞计数	lymphocyte count	LYM#	$\times 10^9/L$
单核细胞计数	monocyte count	MONO#	$\times 10^9/L$
嗜酸性粒细胞计数	eosinophil count	EO#	$\times 10^9/L$
嗜碱性粒细胞计数	basophil count	BASO#	$\times 10^9/L$
中性粒细胞百分比	neutrophil percent	NEUT	%
淋巴细胞百分比	lymphocyte percent	LYM	%
单核细胞百分比	monocyte percent	MONO	%
嗜酸性粒细胞百分比	eosinophil percent	EO	%
嗜碱性粒细胞百分比	basophil percent	BASO	%
血小板计数	platelet count	PLT	$\times 10^9/L$
平均血小板体积	mean platelet volume	MPV	fL
血小板比容	plateletocrit	PCT	%
血小板体积分布宽度	platelet distribution width	PDW	%

（6）血液一般检验主要参数的生物参考区间（表2-1-2～表2-1-3）

表2-1-2　WBC、RBC、Hb 的参考区间

	WBC（$\times 10^9/L$）	RBC（$\times 10^{12}/L$）	Hb（g/L）
成人男性	4.0～10.0	4.0～5.5	120～160
成人女性	4.0～10.0	3.5～5.0	110～150
新生儿	15.0～20.0	6.0～7.0	170～200

表2-1-3　成人白细胞分类计数参考区间

细胞类型	百分率(%)	绝对值（$\times 10^9/L$）
中性粒细胞	50～70	2～7
淋巴细胞	20～40	0.8～4
单核细胞	3～8	0.12～0.8
嗜酸性粒细胞	0.5～5	0.05～0.5
嗜碱性粒细胞	0～1	0～0.1

表 2 – 1 – 4　MCV、MCH、MCHC 的参考区间

	MCV（fL）	MCH（pg）	MCHC（g/L）
成人	80 ~ 100	26 ~ 34	320 ~ 360
1 ~ 3 岁	79 ~ 104	25 ~ 32	280 ~ 350
新生儿	86 ~ 120	27 ~ 36	250 ~ 370

（三）手工方法检测

1. 红细胞计数

（1）原理：取微量血液，经稀释后计算出血液内所含红细胞数目。

（2）主要器材及试剂

1）计数板的结构：

①为一特制长方形厚玻璃，分为同样大小的两个计数池。

②每个计数池分为 9 个大方格，每个大格的面积为 1 mm^2，计数池深度为 0.1 mm。盖玻片后体积为 0.1 mm^3。

③中央大方格用于红细胞计数，被双线等分成 25 个中方格，每个中方格又划分为 16 个小方格（图 2 – 1 – 1），便于计数红细胞和血小板。

④四角的 4 个大方格分别被分为 16 个小格，作为计数白细胞用。

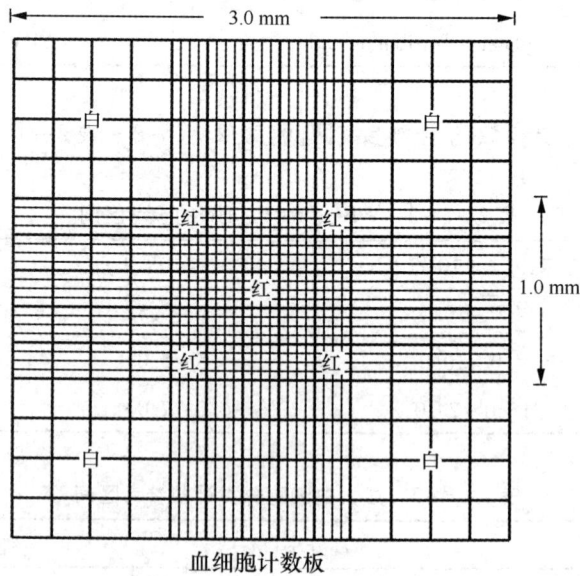

图 2 – 1 – 1　血细胞计数板

2）微量吸管。

3）显微镜。

4）红细胞稀释液。

（3）操作

1）取小试管一只，准确加入红细胞稀释液 2 mL，备用。

2）毛细血管采血或静脉采血。用微量吸管吸血 10 μL，然后擦净吸管外沾附的血液。

3）将取好的血液立即挤入加有稀释液的试管中，再用上清液将吸管内腔洗净。

4）摇动试管，充分混匀。此时血液被稀释 200 倍。

5）滴入计数池（充池）

①先将计数板及盖玻片擦干净，并将盖玻片复盖于计数池上面。

②用吸管吸取已充分混匀的稀释血液一滴，滴于盖玻片的下方边缘处，稀释血液即充填入计数池中。注意勿发生气泡或使稀释血液流入计数池旁小槽内。

③静置 2～3 分钟，待红细胞完全下沉稳定后进行计数。

6）计数

①平放计数板于显微镜载物台上，先用低倍镜找到计数池的中央大方格。观察红细胞是否均匀，并调整至视野中间。

②再转换高倍镜计数。镜下红细胞为圆形或圆盘形略带黄色的细胞。如将上侧线和左侧线上的红细胞都计数在内，则不要再将下侧和右侧线上的细胞计入。计数时必须按一定方向和顺序，数上不数下，数左不数右的原则，以免将红细胞重复计数或漏数。

7）计算：

$$RBC/L = 5 \text{ 个中方格内的 } RBC \times 5 \times 10 \times 200 \times 10^6/L$$
$$= 5 \text{ 个中方格内的 } RBC/100 \times 10^{12}/L$$

式中：×5——5 个中方格换算成 1 个大方格；

×10——1 个大方格容积为 0.1 μL，换算成 1.0 μL；

×200——血液的稀释倍数；

×10^6——由 μL 换算成 L。

8）计数后，将盖玻片及计数板用水冲洗干净，再用纱布轻轻擦干。

（4）注意事项

1）血细胞计数板须干净无水。

2）操作迅速，充池一次完成，不能有气泡。

3）红细胞分布不均，每个中方格之间相差大于 20 个时要重新充池计数。

2. 白细胞计数

（1）原理：将血液经白细胞稀释液稀释，使红细胞溶解，白细胞形态更加清晰之后，进行计数以求得每升血液中白细胞数。

（2）主要器材与试剂

1）器材同红细胞计数。

2）白细胞稀释液。

（3）操作

1）取小试管 1 支，准确加入白细胞稀释液 0.38 mL。

2）用微量吸管取血 20 μL，然后擦净吸管外沾附的血液。加入稀释液中，再用上清液将吸管内腔洗净，混匀，待溶液转为褐色后，再混匀充入计数室，待下沉 2～3 分钟后进行计数。

3）通常于低倍镜下计数四角的 4 个大方格内白细胞之和（W）乘以 50 即为每立方毫米

（μL）血液中的细胞数。

4）计算：

$$WBC/L = 4 个大方格内白细胞总数 \div 4 \times 10 \times 20 \times 10^6$$
$$= 4 个大方格内白细胞总数 \div 20 \times 10^9/L$$

式中：÷4——即得每大格(0.1 ul)内白细胞平均数；

×10——每大方格容积为 0.1 μL 换算成 1.0 μL；

×20——血液稀释倍数；

×10^6——将 μL 换算成 L。

3. 血红蛋白测定

（1）原理：血红蛋白被高铁氰化钾氧化为高铁血红蛋白(Hi)，再与氰(CN⁻)结合成稳定的棕红色氰化高铁血红蛋白(HiCN)。它的在波长 540 nm 处有一较宽的吸收峰，它在 540 nm 处的吸光度与它在溶液中的浓度成正比。常规测定可以从 HiCN 参考液制作的标准曲线上读取结果。

（2）主要器材与试剂

1）主要器材同红细胞计数。

2）试剂：血红蛋白转化液。

（3）方法

1）标准曲线制备：将市售氰化高铁血红蛋白(HiCN)参考液稀释为 4 种浓度（200 g/L，100 g/L，50 g/L，25 g/L），然后以 HiCN 试剂调零，分别测定各自在 540 nm 处的吸光度。以血红蛋白浓度(g/L)为横坐标，其对应的吸光度为纵坐标，在坐标纸上描点，绘制标准曲线。

2）取血 20 μL 加到 5 mL 血红蛋白转化液中，混匀，静置 5 分钟。用分光光度计比色，波长 540 nm，光径 1 cm，以空白转化液调零，测定测定管吸光度 OD 值。

3）查标准曲线求得血红蛋白含量。

（4）注意事项

稀释液中，氰化钾为剧毒，切勿口吸，废液应加入等量的水，混合后每升加次氯酸钠液（安替福民）35 mL，充分混匀后敞开容器，置室温 15 小时后，排入下水道。

4. 血小板计数(Platelet count)

（1）原理：用一定量的血小板稀释液，破坏血中红细胞后，充入计数室，于高倍镜下计数一定区域内的血小板数后，求出每升血液中的血小板数。

（2）主要器材与试剂

1）主要器材同红血细胞计数。

2）试剂：血小板稀释液。

（3）方法

1）取小试管一只准确加入稀释液 0.38 mL。

2）用微量吸管取血 20 μL，加入稀释液中，并用稀释液洗净吸管内腔，轻轻混匀等待溶血透明后，再混匀，充入血细胞计数板中，待血小板下沉。

3）下沉 15 分钟后，将计数板置镜台上用低倍镜找好中间大方格后转高倍镜进行计数。

4）计算：5 个中方格内的血小板数×$10^9/L$

三、思考题

如何通过 MCV，MCH，MCHC 对贫血进行形态学分类，及进一步选择检验项目并确定治疗方案？

四、常用英文

1. 英文单词

neutrophil 中性粒细胞，neutrophilia 中性粒细胞增多，neutropenia 中性粒细胞减少，lymphocyte 淋巴细胞，lymphocytosis 淋巴细胞增多，lymphocytopenia 淋巴细胞减少，atypical lymphocyte 异常淋巴细胞，monocyte 单核细胞，monocytosis 单核细胞增多，monocytopenia 单核细胞减少，eosinophil 嗜酸性粒细胞，eosinophilia 嗜酸性粒细胞增多，eosinopenia 嗜酸性粒细胞减少，basophil 嗜碱性粒细胞，normocyte 正常大小红细胞，microcyte 小红细胞，macrocyte 大红细胞，megalocyte 巨红细胞，anisocytosis 红细胞大小不均，spherocyte 球形红细胞，elliptocyte 椭圆形红细胞，target cell 靶形红细胞，sickle cell 镰形红细胞，stomatocyte 口形红细胞，acanthocyte 棘红细胞，dacryocyte 泪滴形红细胞，schistocyte 裂红细胞，rouleaux formation 红细胞缗钱状形成，normochromia 正常色素性红细胞，hypochromia 低色素性红细胞，hyperchromia 高色素性红细胞，polychromatophilia 嗜多色性红细胞，basophilic stippling cell 碱性点彩红细胞，Howell-Jolly body 染色质小体，Cabot ring 卡波环，nucleated erythrocyte 有核红细胞

2. 简答题

What is leukemoid reaction?

Leukemoid reaction is similar to leukemia blood reaction, aroused by some stimulants the body. It shows that peripheral blood white cells are significantly high; some juvenile cell may be present because of some stimulating factor. When the etiological factor is removed, leukemoid reaction also disappears gradually. There are many etiological factors leading to leukemoid reaction, and the most common one is infection or malignant tumors, followed by acute poisoning, trauma, shock, acute hemolytic or bleeding, a large area fire burn, ionizing radiation, and allergies. Various reasons can cause different types of leukemia reaction.

（梁湘辉、袁小瑜、易斌）

实习指导二　尿液、粪便常规检验

一、实习要求

（一）尿液常规检验实习要求

1. 掌握尿液常规检验项目并了解各项目检测原理

2. 熟悉尿沉渣镜检方法和常见有形成分的识别

3. 了解尿液干化学分析仪检测原理及其操作方法

（二）粪便常规检验实习要求

1. 掌握粪便常规镜检方法和单克隆胶体金隐血试验操作方法

2. 熟悉单克隆胶体金隐血试验原理和粪便常见有形成分识别

二、实习方法及时间分配

1. 教师分内容进行讲解实验内容和方法（1.0 学时）

2. 尿液、粪便常规实验操作（1.5 学时）

3. 实验总结和讨论（0.5 学时）

三、实习器材

（一）尿常规检验实习器材

尿液干化学分析仪、尿干化学试纸、显微镜、离心机、试管、吸管等。

（二）粪便常规检验实习器材

单克隆胶体金隐血试纸、蒸馏水、生理盐水、玻片、显微镜等。

四、实习内容

（一）尿液常规检验

1. 尿液标本的采集与保存

（1）标本采集的一般要求

1）告知患者：尿液标本采集前，首先应告知患者关于尿液标本采集的目的，以书面的形式具体指导患者采集尿液标本。尿液标本采集的一般要求见表 2 - 2 - 1。

表 2 – 2 – 1　尿液采集一般要求

项目	一般要求
患者要求	患者处于安静状态,按常规生活、饮食
生理状态	运动、性生活、月经、过度空腹、大量饮食、饮酒、吸烟及姿势和体位等可影响某些检查结果
避免污染	①患者先洗手并清洁外生殖器、尿道口及周围皮肤
	②女性患者要避免阴道分泌物或月经血污染尿液,男性患者要避免精液混入
	③要避免化学物质(如表面活性剂、消毒剂)、粪便等其他污染物混入
采集时机	用于细菌培养的尿液标本必须在使用抗生素治疗前采集

2)明确标记:在尿液采集容器和检验申请单上,准确标记患者姓名、门诊号或病历号、性别、年龄、检验项目、采集尿液标本的日期和时间、标本量和类型等信息,或以条形码作为唯一标识。

(2)尿液标本的保存:室温保存的尿液标本须 2 小时内测定完毕,检测后的标本不保存。标本如不能及时分析,必须采取冷藏法保存,但 4℃条件下,冷藏不得超过 8 小时。

2. 实验原理

(1)尿液干化学分析仪检测原理:尿液的化学成分使多联试带上的试剂膜块发生颜色变化,颜色深浅与尿液中化学成分的浓度成正比。其本质是对光的吸收和反射。试剂膜块颜色的深浅对光的吸收、反射是不同的。颜色越深,光吸收越大,光反射越小,反射率越小;反之,颜色越浅,光吸收越小,光反射越大,反射率也越大(图 2 – 2 – 1)。反射率的计算公式如下:

$$R = \frac{Tm \times Cr}{Tr \times Cm} \times 100\%$$

式中:R——反射率;

　　　Tr——试纸块对参考光的反射强度;

　　　Cr——空白块对参考光的反射强度;

　　　Tm——试纸块对测定光的反射强度;

　　　Cm——空白块对测定光的反射强度。

(2)尿液干化学检测原理

1)干化学试纸检测项目:尿胆原(UBG);胆红素(BIL);酮体(KET);潜血(BLD);蛋白质(PRO);亚硝酸盐(NIT);白细胞(LEU);葡萄糖(GLU);比重(SG);酸碱度(pH);维生素 C。

2)试纸模块测试原理

①pH 值:采用酸碱双指示法,甲基红(pH4.6~6.2)和溴麝香草蓝(pH6.0~7.6)适量配合反映尿 pH 的变化。其颜色变化为黄色(pH5.0)——绿色(pH7.0)——蓝色(pH9.0)。

②尿比重(SG):试纸条上含有酸碱指示剂和多聚电解质(Polyeletrolyte),Polyeletrolytes 的 Pka(电离平衡常数)变化同离子浓度相关,指示剂可反映尿样中离子浓度的变化。低离子浓度为蓝→绿色变化,高离子浓度为绿→黄色的变化。

③白细胞:粒细胞浆内有特异性酯酶,酯酶可作用于模块中的吲哚酚酯,使其产生吲哚

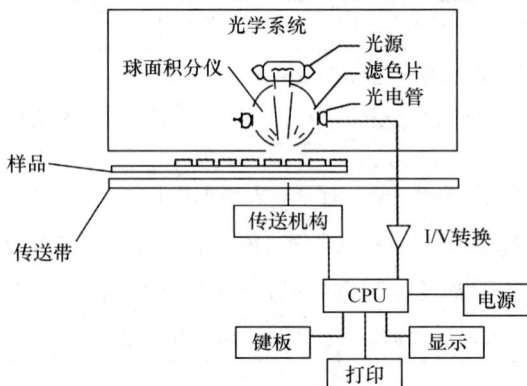

图 2 – 2 – 1　尿干化学分析仪检测原理示意图

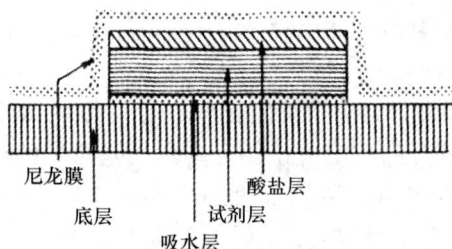

图 2 – 2 – 2　尿液试纸条基本结构示意图

酚，后者与重氮盐反应形成紫色缩合物，其颜色深浅与白细胞浓度成比例关系。

④红细胞：血红蛋白中亚铁血红素的过氧化物酶样活性，可使过氧化物分解释放出新生态氧，使邻甲苯胺氧化成邻甲联苯胺，发生颜色变化。

⑤蛋白质：采用 pH 指示剂蛋白质误差原理。在一定条件下（pH3.2 时），酸碱指示剂溴酚蓝产生阴离子与带阳离子的蛋白质结合使试块发生由黄到绿的颜色变化。

⑥亚硝酸盐：革兰阴性菌可使硝酸盐转化成亚硝酸盐，亚硝酸盐与氨苯砷酸重氮化成重氮化合物，重氮化合物转而同 N – 萘基乙二胺偶联，产生粉红色化合物。

⑦尿糖：葡萄糖先在葡糖氧化酶作用下形成葡萄糖醛酸和过氧化氢，H_2O_2 在过氧化物酶作用下释放的新生态氧还原邻甲苯胺，其颜色为绿色系由浅至深的变化。

⑧尿酮体：乙酰乙酸与硝普盐（亚硝基铁氰化钠）反应，颜色出现淡黄→粉红→绛紫色系列变化。

⑨胆红素：在强酸介质中胆红素与二氯苯胺重氮盐偶联，产生红色化合物。

⑩尿胆原：尿胆原与 Ehrlich 试剂中的对二甲氨基苯甲醛反应，颜色变化为黄褐色至樱红色。

3. 尿液干化学分析仪检测步骤（以德国科宝公司 Combi scan 500 为例）

（1）开机程序

1)开机：接通电源后，按下"ENTER"键。

2)清空废条盒：仪器开启清空废条盒后按下"YES"键确认。

3)清除内存：确认清空废条盒后，删除所有储存在内存里的数据。

(2)标本检测

1)按"START"进入测试，测试传送带移出。

2)将试纸条浸入待测尿液中1~2秒，取出后吸干多余尿液，放在皮带上。

3)试纸条自动进入仪器检测，并打印或传输检测的结果。

(3)数据打印或传输：仪器会自动将检测的结果传输到 LIS 系统。

(4)关机程序：在主菜单下按"QUIT"键退出。当仪器需要确认时选择"YES"，关闭电源开关。

(5)维护和保养

1)清空废条盒的废条。

2)清洗皮带及转动轴。

3)用中性清洗液清洗仪器的外壳。

4)做好仪器保养记录。

4.尿沉渣显微镜检查

(1)干化学检测后的标本离心或直接涂片镜前，观察尿液颜色和透明度。

(2)标本直接涂片镜检；或1500 r/min 离心5分钟，离心过的试管留下沉淀物0.2 ml，混匀管底沉淀物，涂片镜检。

(3)尿液常见有形成分

1)红细胞(图2-2-3)

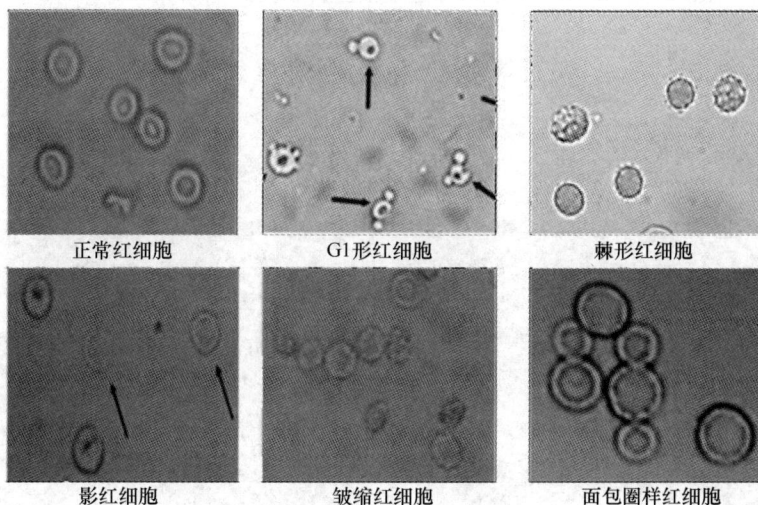

| 正常红细胞 | G1形红细胞 | 棘形红细胞 |
| 影红细胞 | 皱缩红细胞 | 面包圈样红细胞 |

图2-2-3 尿红细胞

2)白细胞(图2-2-4)

3)管型(图2-2-5)

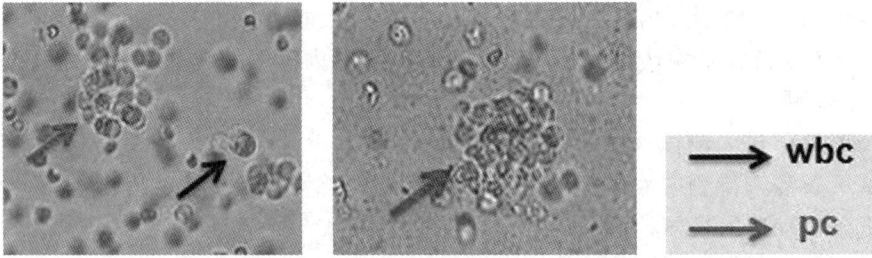

图 2 - 2 - 4 尿白细胞

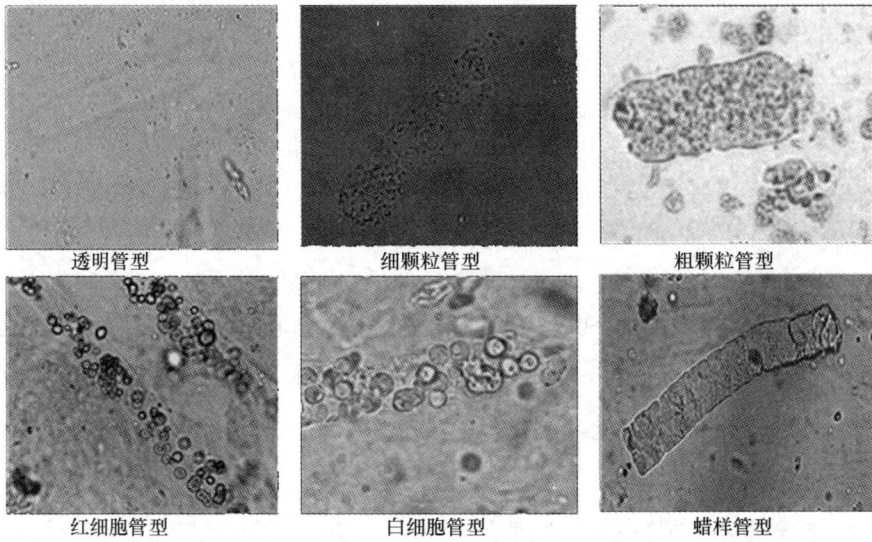

图 2 - 2 - 5 尿细胞管型

4)结晶(图 2 - 2 - 6)

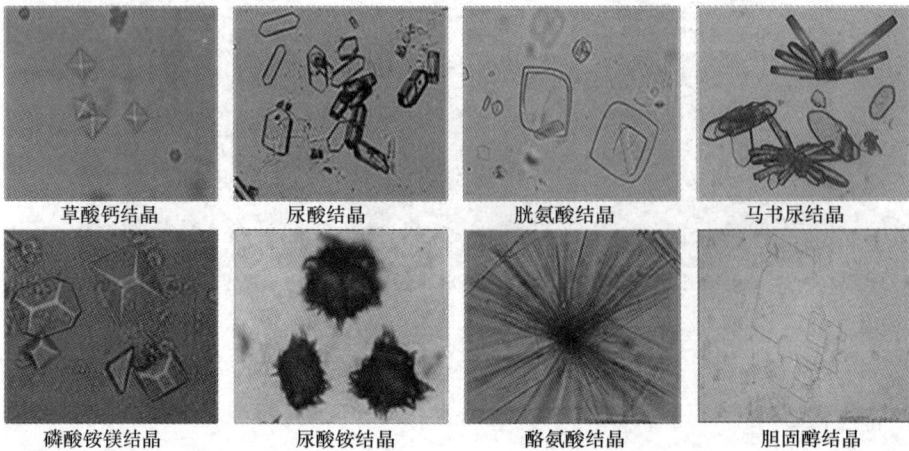

图 2 - 2 - 6 尿结晶

5. 结果编辑和报告签发

干化学的检测结果会自动传入实验室信息系统，输入仪器检测流水号。尿沉渣结果和外观需要手工录入。编辑、审核、结果，签发报告。

6. 生物参考区间与临床意义

（1）pH 值

【参考值】随机尿 pH 值 4.9～8.0，多数标本为 5.5～6.5，平均为 6.0。

【临床意义】

尿 pH 降低：酸中毒、慢性肾小球肾炎、痛风、糖尿病等排酸增加；呼吸性酸中毒，因 CO_2 潴留等，尿多呈酸性。

尿 pH 升高：频繁呕吐丢失胃酸，服用重碳酸盐，尿路感染，换气过度及呼吸性碱中毒，尿呈碱性。

（2）尿比重（SG）

【参考值】晨尿或通常饮食条件下：1.015～1.020；随机尿：1.003～1.035。

【临床意义】

高比重尿：可见于高热、脱水、心功能不全、周围循环衰竭等尿少时；也可见于尿中含葡萄糖和碘造影剂时。

低比重尿：经常排出比近于 1.010（与肾小球滤液比接近）的尿称为等渗尿，主要见于慢性肾小球肾炎、肾盂肾炎等导致远端肾单位浓缩功能严重障碍的疾病。

有助于对糖尿病和尿崩症这两种多尿疾病的鉴别。尿崩症时，尿量极大，比重很低，几乎近于 1；而糖尿病时，尿中含有大量葡萄糖，比重增高。

（3）白细胞

【参考值】

干化学：阴性。

尿沉渣：男（0～5）/μL，女（0～10）/μL。

【临床意义】

尿中白细胞增加主要见于泌尿系统炎症，如细菌感染的肾盂肾炎、尿道炎、前列腺炎、结核、结石症，以及膀胱癌、尿道癌等疾患。但也可见于女性白带污染的尿标本。

急性炎症时多见中性粒细胞，慢性炎症多见淋巴细胞或单核细胞，肾移植排异反应和尿路淋巴瘘管时尿中淋巴细胞增多，应用抗生素、抗癌药物引起的间质性肾炎则以淋巴细胞、单核细胞为主体的白细胞管型增加。过敏性炎症、变态反应性疾患引起的泌尿系炎症可见嗜酸性粒细胞增多。

（4）红细胞

【参考值】

干化学：阴性。

尿沉渣：男（0～3）/μL，女（0～6）/μL。

【临床意义】

肉眼未见血尿，显微镜下所见红细胞≥3 个/HP 称为镜下血尿。血尿常见于急性和慢性肾小球肾炎、急性膀胱炎、肾结核、肾结石、肾盂肾炎等，亦可见于出血性疾病以及女性月经污染。

（5）蛋白质

【参考值】阴性。

【临床意义】

病理性蛋白尿：可分为肾前性、肾性及肾后性蛋白尿。本周蛋白尿、血红蛋白尿、肌红蛋白尿、溶菌酶尿等属肾前性蛋白尿。肾性蛋白尿见于肾小球或肾小管疾病，可因炎症、血管病、中毒等原因引起。肾后性则见于肾盂、输尿管、膀胱、尿道的炎症、肿瘤、结石等。

按尿中蛋白量的多少分为轻、中、重三类：

①轻度蛋白尿：尿蛋白含量小于 0.5 g/24 h，可见于肾小管及肾小球病变的非活动期、肾盂肾炎、体位性蛋白尿等；

②中度蛋白尿：尿蛋白含量在 0.5～4 g/24 h，除肾炎外，可见于高血压肾动脉硬化、多发性骨髓瘤等；

③重度蛋白尿：尿蛋白大于 4 g/24 h，可见于急、慢性肾小球肾炎及红斑狼疮性肾炎、肾病综合征等。

（6）亚硝酸盐

【参考值】阴性。

【临床意义】阳性多见于由大肠埃希菌引起的尿路感染

（7）尿糖

【参考值】阴性

【临床意义】

1）血糖增高性糖尿

①饮食性糖尿：可因短时间摄入大量糖类（＞200 g）而引起。因此，为确诊有无糖尿，必须检查清晨空腹的尿液，以排除饮食的影响。

②一过性糖尿：也称应激性糖尿。见于颅脑外伤、脑血管意外、情绪激动等情况下，延脑血糖中枢受到刺激，导致肾上腺素、胰高血糖素大量释放，因而可出现暂时性高血糖和糖尿。

③持续性糖尿：清晨空腹尿中尿糖呈持续阳性，最常见于胰岛素绝对或相对不足所导致糖尿病。此时，空腹血糖水平已经超过肾阈，24 小时尿中排糖近于 100 g 或更多，每日尿糖总量与病情轻重相平行，因而尿糖测定也是判断糖尿病治疗效果的重要指标。如并发肾小球动脉硬化症，则肾小球过滤减少，肾糖阈升高，此时血糖虽已超过一般的肾糖阈值，但查尿糖仍可呈阴性。在一些轻型糖尿病患者，其空腹血糖含量正常，尿糖也正常，但进食后 2 小时由于负载增加则可见血糖升高，尿糖阳性。对于此型糖尿病患者，不仅需要同时检查空腹血糖及尿糖定量、进食后 2 小时尿糖检查，还需进一步进行糖耐量试验，以明确糖尿病的诊断。

④其他血糖增高性糖尿：A. 甲状腺功能亢进，由于肠壁的血流加速和糖的吸收增快，因而在饭后血糖增高出现糖尿；B. 肢端肥大症，可因生长激素分泌旺盛而致血糖升高，出现糖尿；C. 嗜铬细胞瘤，可因肾上腺素及去甲肾上腺素大量分泌，致使磷酸化酶活性增强，促使肝糖原降解为葡萄糖，引起血糖升高而出现糖尿；D. 库欣综合征，可因皮质醇分泌增多，使糖原异生旺盛，抑制己糖磷酸激酶和对抗胰岛素作用，因而出现糖尿。

2）血糖正常性糖尿

肾性糖尿属血糖正常性糖尿，因近曲小管对葡萄糖的重吸收功能低下所致。其中先天性者称为家族性肾性糖尿，见于范可尼综合征，患者出现糖尿而空腹血糖、糖耐量试验均正常；新生儿糖尿乃因肾小管功能还不完善；后天获得性肾性糖尿可见于慢性肾炎和肾病综合征。

（8）尿酮体

【参考值】阴性。

【临床意义】

①糖尿病酮症酸中毒：由于糖利用减少，分解脂肪产生酮体增加而引起酮症。未控制或治疗不当的糖尿病出现酸中毒或昏迷时，尿酮体检查极有价值。酮症酸中毒时尿酮体阳性，而低血糖、心脑疾病乳酸中毒或高血糖高渗透性糖尿病昏迷时酮体一般不增高。

②非糖尿病性酮症者：如感染性疾病（肺炎、伤寒、败血症、结核等）、严重腹泻、呕吐、饥饿、禁食过久、全身麻醉后等均可出现酮尿，此种情况相当常见。妊娠妇女常因妊娠反应呕吐而进食少，以致脂肪代谢明显增多，发生酮症而致酮尿。

③中毒：如氯仿、乙醚麻醉后、有机磷农药中毒等。

④服用双胍类降糖药：如降糖灵，由于药物有抑制细胞呼吸，可出现血糖已降、但酮尿阳性的现象。

（9）胆红素

【参考值】阴性。

【临床意义】阳性见于肝细胞性黄疸、阻塞性黄疸和急性血管内溶血。

（10）尿胆原

【参考值】阴性或弱阳性（1:20 稀释后阴性）。

【临床意义】阴性见于阻塞性黄疸，阳性见于肝细胞性黄疸，强阳性见于溶血性黄疸。

（11）尿管型

【参考值】正常人尿沉渣中可见透明管型（0～1）/μL 或偶见，无其他病理管型。

【临床意义】

1）透明管型持续多量出现，同时可见红细胞时，表示肾小管上皮细胞有剥落现象，说明肾脏有严重的病变。

2）细颗粒管型偶见于正常尿液中，常见于运动后、脱水及发热时，如大量出现，提示存在肾实质损伤的可能。

3）粗颗粒管型多见于慢性肾小球肾炎或肾病综合征。若颗粒管型与透明管型同时存在，多见于急性和慢性肾小球肾炎、严重感染及肾动脉硬化等。

4）上皮细胞管型，常出现于肾病、长期高热、子痫、重金属中毒及肾淀粉样变性等患者的尿液中。

5）白细胞管型，常出现于急性肾小球肾炎、狼疮性肾炎、多发性动脉炎、肾盂肾炎和细菌尿伴有尿路感染等患者的尿液中。

6）红细胞管型常出现于急性肾小球肾炎、急性肾炎、慢性肾炎急性发作期及溶血性输血反应等患者的尿中。

7）混合管型（含有红细胞、白细胞、肾上皮细胞及颗粒等多种成分）的出现表示肾小球肾炎反复发作、出血和血管坏死，常见于活动性肾炎、肾病综合征进行期、结节性动脉周围炎、狼疮性肾炎及恶性高血压等患者的尿液中。

8）蜡样管型的出现表示肾小管有严重的变性坏死，常见于重症肾小球肾炎，尤其慢性肾小球肾炎后期及肾淀粉样变等患者的尿液中。

9）脂肪管型见于类脂性肾病及肾小球肾炎等患者的尿液中。

10）血红蛋白管型常出现于急性出血性肾炎、血红蛋白尿、骨折及溶血反应引起的肝胆系统疾患等患者的尿液中。

（12）尿上皮细胞

【参考值】正常人尿沉渣中可偶见肾小管上皮细胞。

【临床意义】

肾小管上皮细胞在急性肾小球肾炎时最为多见。成堆出现时，表示肾小管有坏死性病变。肾移植后一周内，尿内可发现较多的肾小管上皮细胞，随后可逐渐减少至恢复正常。当发生排斥反应时，尿中可再度出现成片的肾小管上皮细胞。

移行上皮细胞在肾盂、输尿管、膀胱和尿道近膀胱段等部位发生炎症、肿瘤时，尿沉渣中较常见。

鳞状上皮细胞在输尿管下部、膀胱、尿道和阴道的表层有炎性病变时，可大量出现。但也可见于女性白带污染的尿标本。

（13）结晶和盐类

1）酸性尿液中可见的结晶和盐类

①尿酸结晶、非结晶性尿酸盐、草酸钙结晶、硫酸钙结晶、马尿酸结晶：一般无临床意义，但在新鲜尿液中如大量出现且伴有红细胞，又有肾或膀胱刺激症状，多为肾、输尿管或膀胱结石的征兆。

②胱氨酸结晶、亮氨酸结晶和酪氨酸结晶：多见于急性肝萎缩、急性磷中毒、白血病等患者的尿液中。

③胆固醇结晶：正常尿液中少见，多出现于膀胱炎、肾盂肾炎或乳糜尿等尿液中。

2）碱性尿液中可见的结晶和盐类

①磷酸铵镁结晶、磷酸钙结晶、非结晶形磷酸盐、碳酸钙结晶、尿酸钙结晶：一般无临床意义，但在新鲜尿液中如大量出现且伴有红细胞，又有肾或膀胱刺激症状，可能为肾、输尿管或膀胱结石的征兆。

②尿酸铵结晶：一般无任何意义。小儿或婴幼儿尿液中多见，如在新鲜尿液中出现时，则表示膀胱已受细菌感染。

3）其他结晶

①胆红素结晶：多出现于黄疸、急性肝萎缩、肝癌、肝硬化、有机磷农药中毒、伤寒等尿液中。

②磺胺类药物结晶：临床上并非所有服磺胺类药物的患者尿液中都出现此种结晶，而仅出现于少数患者的尿液中，一般认为用药过量为主要原因，其形成因素与尿液的酸碱度及磺胺类药物在体内乙酰化作用有关。服用磺胺类药物的患者，必须经常检验尿沉渣，观察是否有磺胺类药物结晶，如尿液中大量出现，表示在输尿管、肾盂等处有形成沉淀阻塞尿路的危险，可导致无尿或伴有血尿。

（二）粪便常规检验与隐血试验

1.标本采集与注意事项

（1）标本采集：应采集新鲜标本，选择含有异常成分的粪便，如黏液或脓血等部分；外观颜色无异常的粪便则必须从其表面、深处及末端等多处采集。一般采集 3～5 g 粪便送检。

（2）注意事项

①粪便采集应采用容量合适的清洁不漏水有盖的容器。

②标本不得混有小便、消毒剂、自来水等物质。

③采样必须从粪便表面及深处多个部位挑取，并首选有异常成分的粪便如黏液、脓血等病理成分。

④采集标本后以及时送检为原则。若检查阿米巴滋养体，则需立即送检，寒冷季节需要保温送检。

2. 样本检测步骤

（1）一般性状检查

一般观察包括：颜色、稀薄、黏液、脓液等外观及有无寄生虫成虫。

（2）单克隆胶体金法隐血试验

1）单克隆胶体金法隐血试验原理：在检测试剂条的检测线包被有抗人血红蛋白单克隆抗体，质控线包有羊抗鼠 IgG 抗体；在检测试剂条加样的一端固定有另一抗人血红蛋白单克隆抗体标记的胶体颗粒。经收集处理后的患者粪便标本与胶体金颗粒混合后，样品与胶体金混合液依靠毛细管作用在试剂条的纤维膜上向检测线方向层析。当患者样品中存在人血红蛋白时，Hb 会与胶体金 - 抗 Hb 抗体结合，结合物运行至检测线时，与检测线上固定的另一抗 Hb 抗体形成抗体 - 抗原 - 抗体 - 胶体金复合物，因而在检测线位置出现一条红色色带，结果为阳性。如果样品中没有人血红蛋白出现，在检测区便没有红色色带，结果为阴性（图 2 - 2 - 7）。

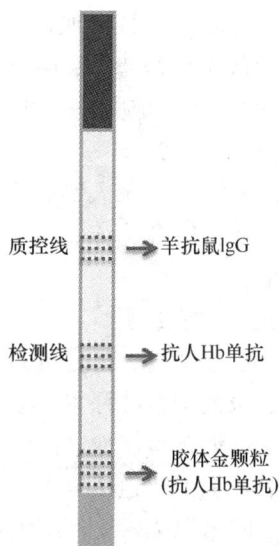

图 2 - 2 - 7　单克隆胶体金法隐血试纸条示意图

2）操作步骤

①检测试剂条及患者样品应提前平衡至室温。

②将收集在样品管中的样品尽量搅拌均匀，让样品完全与蒸馏水混合。

③撕开铝箔袋，取出检测试剂条。

④将检测试剂条加样的一端竖直浸入样品混合液中，注意不要浸没检测试剂条"MAX"线以上的部分。

⑤观察结果：在 3～5 分钟判读结果，强阳性结果很快会出现。

3）结果报告

阳性：在试剂条的检测线与质控线位置各出现一条红色线条。

阴性：只在质控线位置出现一条红色线条，表示样品中无人血红蛋白存在。

无效：质控线位置无红线出现，表示结果无效，应重试。

4）测试的干扰因素

①上消化道出血时，血红蛋白由于受消化酶的影响，可失去抗原性而出现假阴性。当柏油样粪便时，可能出现抗原反应的后带现象。

②正常人的胃肠道若受到刺激，也可造成单克隆金标法阳性反应。

5）注意事项

①正常人便隐血检测结果阳性，可能是由某些药物（如阿司匹林等）刺激胃肠道造成的隐性出血。

②少量的消化道出血不一定与大便混合均匀，而且消化道出血具有间断性，所以需要连查三次以获得更准确结果，只要有一次结果为阳性，就可认为有隐性出血存在。

③如果处于月经期或有尿血、口鼻腔出血都可能会引起试验的假阳性结果。

（3）显微镜检查

1）取一张干净的玻片，用蜡笔分成2格，以防液体任意流动。

2）在玻片上滴1滴生理盐水。

3）用竹签尽可能多处挑取适量粪便涂抹于玻片上。

4）将玻片放于显微镜上，用低倍镜观察有无寄生虫卵，然后高倍镜进行分辨；用高倍镜观察有无白细胞、红细胞、寄生虫卵、淀粉颗粒、脂肪球等。

3.结果报告

将所有的检测结果录入实验室信息系统，编辑、审核、签发报告。

4.生物参考区间和临床意义

（1）颜色

1）黄褐色：正常粪便。

2）灰白色：服钡餐、服硅酸铝、阻塞性黄疸、胆汁减少或缺乏。

3）绿色：服大量含叶绿素的食物。

4）红色：下消化道出血、食用西红柿、西瓜等。

5）柏油样：上消化道出血等。

6）酱色：阿米巴痢疾、食用大量咖啡和巧克力等。

7）白色淘米水样：霍乱。

（2）性状

1）成形软便：正常粪便。

2）球形硬便：便秘。

3）黏液稀便：肠炎、痢疾、急性血吸虫病等。

4）黏液脓血便：多见于细菌性痢疾、结肠癌、急性血吸虫病、慢性溃疡性结肠炎。

5）酱色黏液便：多见于阿米巴痢疾。

6）鲜血病：见于结肠癌、直肠息肉、肛裂及痔疮。

7）米泔水样便：若伴大量肠粘膜脱落，多见于霍乱、副霍乱等。

8）乳凝块：提示脂肪或酪蛋白消化不全。常见于婴儿消化不良、婴儿腹泻。

（3）隐血试验：阳性见于消化道的溃疡病、消化道恶性肿瘤、肠结核、寄生虫病、炎症、痔疮等。

（4）显微镜检查

1）正常人粪便：无红、白细胞，无寄生虫卵。

2）白细胞：见于消化道炎症，细菌性痢疾可伴有大量吞噬细胞。

3）红细胞：见于下消化道出血、炎症等。

4）大量肌纤维、淀粉颗粒、脂肪球等：见于消化不良或胰腺外分泌功能不全。

5）寄生虫卵：见于相应的寄生虫病。

五、思考题

1.男，17 岁，因晨起眼睑水肿，尿呈洗肉水样 3 天来医院就诊。查：体温 36.7℃，血压 120/78 mmHg，双眼睑水肿、咽部无充血，双下肢踝部轻度凹陷性水肿，余（－）。3 周前右下肢皮肤因蚊叮咬后感染，经抗炎处理后好转。

血常规：RBC 5.2×10^{12}/L，Hb 155 g/L，WBC 9.6×10^9/L，N 70%，L 30%，Plt 168 $\times 10^9$/L。

尿常规：pH 6.8、SG 1.020、NIT（－）、Pro（＋＋＋）、GlU（－）、KET（－）、BLD（＋＋＋）、BIL（－）、UBG（－）。镜检：红细胞（＋＋＋＋）/HP，异形红细胞 90%。白细胞 1～4/HP，红细胞管型 0～1/HP，颗粒管型 0～1/HP。ASO ＞ 500U，补体 C_3 降低。

（1）你认为最可能的诊断是什么？

（2）怎样进一步完善实验室检查？

2.男性，46 岁，因晨起眼睑水肿，乏力，腰部不适半年来医院就诊。查：血压 168/94 mmHg，贫血貌，双下肢凹陷性水肿，余（－）。

尿常规：pH 6.4、SG 1.015、NIT（－）、Pro（＋＋＋）、GLU（－）、KET（－）、BLD（－）、BIL（－）、UBG（－）。镜检：白细胞 0～2/HP，红细胞 0～1/HP，颗粒管型 0～2/HP。肾功能：血浆白蛋白 25 g/L，Scr 168 μmol/L、BUN 8.4 mmol/L、UA 362 μmol/L。尿蛋白定量 8 g/d。

①你认为最可能的诊断是什么？

②怎样进一步完善实验室检查？

3.女，32 岁，突发寒战、高热、腰痛、尿频、尿急、尿痛 1 天来医院就诊。查：体温 39℃，双肾区叩击痛，余（－）。尿常规：pH 6.5、SG 1.018、NIT（＋）、Pro（＋＋）、GLU（－）、KET（－）、BLD（＋＋）、BIL（－）、UBG（－）。镜检：红细胞 ＋/HP，白细胞 ＋＋＋/HP，白细胞管型 0～1/HP。

血常规：RBC 3.6×10^{12}/L，Hb 120 g/L，WBC 17×10^9/L，N 88%、L 12%、Plt 212 $\times 10^9$/L。

（1）你认为该患者最可能的诊断是：

A、急性肾小球肾炎 B、慢性肾小球肾炎

C、肾结石 D、急性肾盂肾炎

E、急性膀胱炎

（2）为了进一步明确诊断及指导治疗，下列哪项检查最有意义？

A、肾功能 B、B 超

C、静脉肾盂造影 D、尿培养＋药敏

E、血培养 + 药敏

4. 女性，49 岁，大便次数增加、带血 3 个月。3 个月前无明显诱因，排便次数增多，3 ~ 6 次/天，不成形，间断带暗红色血迹。有中、下腹痛，无明显腹胀及恶心呕吐。无发热，进食可。近来明显乏力，体重下降约 4 kg。为进一步诊治收入院。

既往体健，家族中无类似疾病患者。

查体：T 37.2℃，P 78 次/分，R 18 次/分，BP 120/80 mmHg

一般状况稍差，皮肤无黄染，结膜苍白，浅表淋巴结未及肿大。心肺无明确病变。腹平坦，未见胃肠型及蠕动波，腹软，无压痛，无肌紧张，肝脾未及。右下腹似可及约 4 cm × 8 cm 质韧包块，可推动，边界不清，移动性浊音（−），肠鸣音大致正常，直肠指诊未及异常。

辅助检查：大便隐血（+），血 WBC 4.6×10^9/L，Hb 86 g/L，入院后查血 CEA 42 ng/mL。

（1）认为该患者最可能的诊断是是什么？诊断依据是什么？

（2）怎样进一步完善实验室检查？

六、常用英文

1. 英文单词

urine volume 尿量，polyuria 多尿，oliguria 少尿，anuria 无尿，hematuria 血尿，hemoglobinuria 血红蛋白尿，myoglobinuria 肌红蛋白尿，pyuria 脓尿，bacteriuria 菌尿，chyluria 乳糜尿，lipidyria 脂肪尿，bilirubinuria 胆红素尿，urobilinogenuria 尿胆原尿，physiologic proteinuria 生理性蛋白尿，postural proteinuria 体位性蛋白尿，pathological proteinuria 病理性蛋白尿，glomerular proteinuria 肾小球性蛋白尿，tubular proteinuria 肾小管性蛋白尿，mixed proteinuria 混合性蛋白尿，histic proteinuria 组织性蛋白尿，overflow proteinuria 溢出性蛋白尿，ketone bodies 酮体，bilirubin 胆红素，urobilinogen 尿胆原，urobilin 尿胆素，isomorphic erythrocyte 均一性红细胞，dysmorphic erythrocyte 非均一性红细胞，renal tubular epithelium 肾小管上皮细胞，transitional epithelium 移行上皮细胞，stratified squamous epithelium 鳞状上皮细胞，hyaline cast 透明管型，granular cast 颗粒管型，cellular cast 细胞管型，waxy cast 蜡样管型，fatty cast 脂肪管型，cast of renal failure 肾衰竭管型，fecal occult blood test 粪便隐血试验

2. 名词解释

（1）Polyuria, oliguria, anuria：When the urine volume is more than 2500 ml/d, it is called polyuria. The adult urine volume is less than 400 mL/24 h or 17 mL/h is called oliguria；if it is lower than 100 ml/24 h, then it is known as anuria.

（2）Postural proteinuria：Nonpathological proteinuria usually occurring in leptosome adolescent, and manifested when the individual stands erect but disappears when the person lies down.

（3）Overflow proteinuria：Proteinuria due to the increased low molecular weight protein in plasma which is beyond thereabsorptive capability of renal tubular. The common types are hemoglobinuria in hemolytic, myoglobinuria in crush syndrome and Bence-Jones protein in multiple myeloma.

（4）Histic proteinuria：Proteinuria due toa damage of renal tissue or over-excretion of protein by the renal tubules, most are low molecular weight proteins.

（5）Fecal occult blood test：The test aims todetect subtle blood loss in the gastrointestinal tract, used chemicals to find blood that you can't see with the naked eye and microscope, mainly to screen and differentiate gastrointestinal bleeding.

（6）Ketone bodies：Ketone bodies are three different water-soluble biochemicals that are produced as by-products when fatty acids are broken down for energy in the liver, The three endogenous ketone bodies are acetone, acetoacetic acid, and beta-hydroxybutyric acid, When the rate of synthesis of ketone bodies exceeds the rate of utilization, their concentration in blood increases; this is known as ketonemia.

3. 简答题

How to differentiate various types of jaundice by urine analysis?

Urine analysis in various types of jaundice

item	reference range	hemolytic jaundice	liver celluar jaundice	obstructive jaundice
color	lightly yellow	dark yellow	dark yellow	dark yellow
urobilinogen	1：20 or negative	strong positive	positive	negative
urobilin	negative	positive	positive	negative
bilirubin	negative	negative	positive	positive

（黄大毛、袁小瑜、易斌）

实习指导三　外周血细胞形态学检验

一、实习要求

1. 掌握血涂片制作，染色和白细胞分类计数方法
2. 掌握周围血液中5种正常白细胞形态
3. 了解红细胞形态及血小板形态

二、实习方法

1. 教师介绍外周血细胞形态特征(共1.0学时)
2. 带同学现场进行采血操作和推血片，进行外周血形态学检测，观察白细胞、红细胞和血小板的形态，并进行白细胞分类，分析检验结果，填写报告(共1.5学时)
3. 教师小结、答疑以及一些常见病例分析(共0.5学时)

三、实习器材

采血器具、双目显微镜，各类细胞图谱等。

四、实习内容

(一)末梢血标本采集

参见实习指导一：血常规检查 二(一)。

(二)血涂片制备与染色

1. 原理

血液用玻片制成细胞分布均匀的血涂片，干燥后经瑞氏染液进行染色，根据各类白细胞形态特征予以分类计数，得出各类白细胞相对比值，同时应观察红细胞和血小板的形态变化。瑞氏染液由酸性染料伊红和碱性染料亚甲蓝溶解于甲醇而成，不同的细胞由于所含化学成分不同，对各种染料的亲和力也不一样，细胞着色有物理的吸附作用和化学的亲和作用。在同一血片上不同的细胞可染成不同的颜色，如血红蛋白和嗜酸性颗粒与酸性染料结合染成粉红色；细胞核、嗜碱性颗粒、淋巴细胞浆与碱性染料结合染成紫色或蓝色；中性颗粒与伊红和美蓝同时结合染成紫红色。根据细胞染色后的形态特征，可对细胞进行分类。

2. 试剂与器材

(1)试剂

1)瑞氏染色液。

2)磷酸盐缓冲液(pH6.4~6.8)。

(2)器材：实验材包括载玻片、推玻片、微量吸管及光学显微镜等。

3. 操作步骤

（1）血涂片制作（见图 2 - 3 - 1）

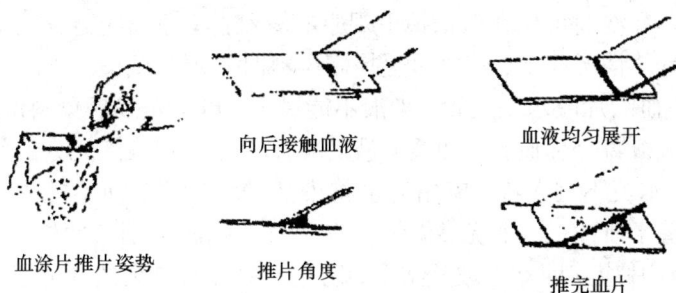

图 2 - 3 - 1　血涂片的制作

1）取血：取血 1 小滴，置洁净载玻片的一端 1 cm 处或整片的 3/4 端。

2）推片：左手持载玻片，右手持推片接近血滴，使血液沿推片边缘展开适当的宽度，使推片与载玻片呈 30°～45°，匀速、平稳地向前移动推制成血涂片。

3）干燥：将推好的血涂片在空中晃动，使其迅速干燥。天气寒冷或潮湿时可置于 37℃ 温箱中保温促干，以免时间过长导致细胞变形、缩小。

4）血涂片外观应头、体、尾分明，分布均匀，边缘整齐，两侧留有空隙，血涂片由厚到薄逐渐过渡。

5）血膜外观应厚薄适宜。血膜厚度、长度与血滴的大小、推片与玻片之间的角度、推片时的速度及血细胞比容有关。一般血滴大、角度大、推片速度快则血膜厚；反之，则血膜薄。

6）当血细胞比容高于正常时，血液黏度较高，宜保持较小的角度，可得满意结果；相反，血细胞比容低于正常时，血液较稀，则应用较大的角度和较快的推片速度，才可获得满意的血涂片。

（2）染色步骤

1）标记血涂片：在已制备的血涂片的一端用红蜡笔或者铅笔编号。

2）加瑞氏染液：待血涂片干透后，用蜡笔在两端画线，以防染色时染液外溢。然后将血涂片平放于染色架上，滴加染液适量，使染液足够覆盖血膜。

3）加缓冲液：约 1 分钟后，滴加等量或稍多的缓冲液，用吸耳球对准血涂片加液处轻吹，使染液充分混合。

4）冲洗染液：染色 5～10 分钟后，用流动的蒸馏水从血涂片一端冲去染液，约 30 s 以上。染片背面用纱布擦净后，待干。

5）判断染色结果：在正常情况下，良好的染色结果为血膜外观为紫红色；低倍镜下，细胞分布均匀；红细胞呈粉红色（非红色或柠檬黄色），少见染色颗粒，血细胞无人为形态如空泡。白细胞胞质能显示各类细胞的特有色彩，白细胞核染成紫红色，染色质（chromatin）和副染色质（parachromatin）清晰，粗细松紧可辨。

4. 染色质量的影响因素

（1）染色的深浅与血涂片中细胞数量、血膜厚度、染色时间、染液浓度、pH 密切相关。

（2）瑞氏染液质量：新配染液的染色效果较差，放置时间越长亚甲蓝转变为天青越多，染色效果越好。染液应储存在棕色瓶中，久置应密封，以免甲醇挥发或氧化成甲酸。

（3）染色时间与染液浓度：染液淡、室温低、细胞多、有核细胞多，则染色时间要长；反之，则染色时间短。冲洗前可先在低倍镜下观察有核细胞是否染色清楚，核质是否分明。因此，染色时间应视具体情况而定，特别是更换新染料时必须经试染，选择最佳染色条件。

（4）染色过程：血涂片应水平放置：染液不能过少，以免蒸发后染料沉淀；加染液后可用吸耳球轻吹，让染液覆盖全部血膜；加缓冲液后要让缓冲液和染液充分混匀。

（5）冲洗染液：水流不宜太快，应用流水将染液缓缓冲去，而不能先倒掉染液再用流水冲洗，以免染料沉着于血片上，干扰显微镜检查时对细胞的识别。冲洗时间不能过长，以免脱色。冲洗后的血涂片应立即立于玻片架上，防止血涂片被剩余的水分浸泡而脱色。若见血膜上有染料颗粒沉积，可用甲醇或瑞氏染液溶解，但需立即用水冲洗掉甲醇，以免脱色。

（三）白细胞分类计数和形态学检查

1. 原理

瑞氏染液进行染色，良好的染色能准确鉴别成熟和未成熟白细胞或异常细胞。外周血可见多种有核细胞。常见的有：中性分叶核粒细胞、中性杆状核粒细胞、淋巴细胞、异型淋巴细胞、单核细胞、嗜酸性粒细胞和嗜碱性粒细胞。

2. 试剂与器材

（1）试剂：香柏油、乙酸乙酯。

（2）器材：光学显微镜。

3. 操作步骤

（1）血涂片显微镜检查

1）首先在低倍镜下（10倍）进行浏览，观察有无异常细胞和细胞分布情况。然后，在100倍油镜下，观察细胞浆内的颗粒和核分叶情况。

2）检查从约50%的红细胞互相重叠区域开始，向红细胞完全散开的区域推移。血涂片较薄的区域，呈羽毛状，为"血片边缘"。

3）中性粒细胞、单核细胞和淋巴细胞分布均匀的区域为血涂片分类"可接受"区域。当白细胞总数正常时，在血涂片尾部和边缘，每油镜视野所见的白细胞数量不超过血涂片体部的2~3倍。

4）除某些病理情况（如慢性淋巴细胞白血病）外，破碎细胞或不能识别细胞的数量不超过白细胞总数的2%。若破碎细胞仍能明确鉴别（如破碎的嗜酸性粒细胞）应包括在分类计数中。在结果报告中，应设其他栏，以备填写破碎细胞或不能识别细胞，并作适当描述。

（2）计数方法

1）采用"城垛式"方法检查血涂片（见图2-3-2）。每个明确识别的细胞必须归入下列分类中：中性分叶核粒细胞；中性杆状核粒细胞；淋巴细胞；异型淋巴细胞；单核细胞；嗜酸性粒细胞；嗜碱性粒细胞；其他有核细胞（除有核红细胞外）。能明确识别的破碎细胞，应恰当分类。

2）每张血涂片应计数100~200个白细胞，若样本中白细胞数量减少，应增加检查血涂片的数量。

3）白细胞分类结果以百分率和绝对值表示。

4）计数所有的有核红细胞，结果以每100个白细胞计数中见到几个表示。

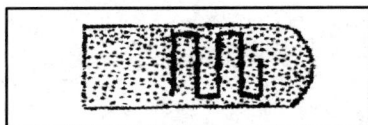

图 2 - 3 - 2　镜检时血涂片移动的顺序

4. 显微镜下血细胞形态特点(表 2 - 3 - 1)

表 2 - 3 - 1　外周血中 5 种白细胞形态学特征及参考范围

细胞名称 (简称)	直径(μm)	细胞核	细胞浆	参考范围
中性粒细胞 (N)	10 ~ 15	淡紫红色,分 2 ~ 5 叶,或呈杆状	淡红色浆,均匀布满浅紫红色细小颗粒	0.50 ~ 0.70 (50% ~ 70%)
嗜酸性粒细胞 (E)	11 ~ 16	深紫红色,分 2 ~ 3 叶,呈眼镜样	淡红色浆,布满粗大、圆形而均匀一致的桔红色颗粒	0.005 ~ 0.05 (0.5% ~ 5%)
嗜碱性粒细胞 (B)	10 ~ 12	核结构不清,分叶不明显	淡红色浆中有大小不等、分布不匀的蓝黑色颗粒,并常覆盖核上	0 ~ 0.01 (0% ~ 1%)
淋巴细胞 (L)	6 ~ 15	深紫红色,圆或椭圆,染色质致密成团块样	浆少,透明蓝色,一般无颗粒,大淋巴细胞浆较多,可含有少量淡紫红色颗粒	0.20 ~ 0.40 (20% ~ 40%)
单核细胞 (M)	10 ~ 20	深紫红色,肾形,马蹄形或不规则形,有扭曲折叠感,染色质呈粗网状	浆多,淡灰蓝色,有细小紫红色颗粒,似灰尘样弥散分布于浆中	0.03 ~ 0.08 (3% ~ 8%)

(1)红细胞形态特点:正常红细胞平均直径 7.2 μm,形态呈双面微凹之盘状,中央较薄,边缘较厚,染色后呈淡红色略带紫色,中央部分较淡染,无核。

(2)血小板形态特点:血小板经瑞氏染色后呈灰蓝色,圆形或卵圆形,内含紫红色颗粒,直径约 1.5 ~ 2.5 μm,无细胞核,常成堆分布。

五、病例分析

1. 女性患者,50 岁,来自农村,近半年来面色苍白,乏力气促。血常规结果如下:RBC 2.85 × 10^{12}/L, Hb 60 g/L, MCV 65.4 fL, MCH 21.1 pg, MCHC 275 g/L, WBC 10.5 × 10^9/L, N 50%, L 22%, M 3%, E 25%, B 0%, PLT 145 × 10^9/L。

2. 女童,8 岁,发热 5 天并伴有咽喉肿痛,近 3 天内出现皮疹,体查:颈部淋巴结肿大,肝肋下 1 cm,脾肋下未触及。血常规结果:RBC 4.25 × 10^{12}/L, Hb 130 g/L, WBC 16 × 10^9/L, N 20%, L 52%, M 3%, E 2%, B 0%, atypical lymphocyte 23%。

3. 患者,男性,25 岁,发热,头痛,恶心与呕吐,腹痛 1 天来医院就诊。血常规结果:RBC 4.85 × 10^{12}/L, Hb 145 g/L, WBC 19.2 × 10^9/L, N 90%, L 6%, M 3%, E 1%, B 0%。

试分析以上三个病例的血常规结果,给予了我们什么提示,应该进一步给予患者从哪些方面进行检查?

六、常用英文

1. 英文单词

chromatin 染色质，hemoglobin（Hb）血红蛋白，red blood cell（RBC）红细胞，white blood cell（WBC）白细胞，platelet（PLT）血小板

2. 名词解释

Reticulocyte：Reticulocytes are immature non-nucleared red cells that contain ribonucleic acid （RNA） and continue to synthesize hemoglobin after loss of the nucleus. When blood is briefly incubated in a solution of new methylene blue or brilliant cresyl blue, the RNA is precipitated as dyeribonucleoprotein complex and the cell will show light blue or deep blue color assuming net weave in shape.

3. 简答题

What is the nuclear phase change of neutrophil?

Nuclear phases change of neutrophil：In some pathological conditions, neutrophil nuclear phase can change, which appear to shift to the left or right.

Shift to the left：There are granulocytes with unsegmented nuclear （including stab granulocyte, metamyeloctye, promyelocyte, etc.） in the peripheral blood. And it is called shift to the left when unsegmented granulocyte rate is more than 5%. It is commonly seen in infection, especially pyogenic infection, acute blood loss, acute intoxication and acute hemolytic reaction, etc. In leukemia and leukemoid reaction the nuclear may overwhelmingly shift to the left.

Shift to the right：If there are neutrophils with 5 or more segmented nuclear lobes and its rate > 3%, a shift to the right has occurred. This phenomenon is mainly seen MA and hematopoietic hypofunction, but also in using antimetabotic drugs such as arabinoside or 6-MP. Transitory shift to the right can be seen in the recovery period. But if seen in the progression, it usually bears an unfavorable prognosis.

（彭捷、袁小瑜、赵谢兰）

实习指导四　骨髓细胞形态检验及
常见血液肿瘤的实验诊断

一、实习要求

1. 通过观察正常骨髓涂片并初步辨认出各阶段细胞
2. 了解骨髓细胞学检查的临床意义
3. 熟悉慢性髓细胞白血病(BCR－ABL1 阳性);不另作特殊分类的急性髓系白血病;前体淋巴细胞肿瘤;成熟淋巴细胞肿瘤
4. 熟悉细胞化学染色;类白血病反应;白血病免疫表型分析;伴有重现性遗传学异常的急性髓系白血病

二、实习方法及时间分配

1. 教师介绍检查骨髓片顺序(分内容讲解,共 1 学时)
2. 轮流观看示教片(共 0.5 学时)
3. 将所发骨髓片进行细胞辨认,并绘图粒系、红系各阶段的细胞形态,老师学生共同点评(包括填实习报告)(共 2 学时)
4. 教师小结以及常见造血与淋巴组织肿瘤的实验室诊断(共 0.5 学时)

三、实习器材

双目显微镜,正常骨髓细胞示教片,正常骨髓片,各类细胞图谱等。

四、实习内容

(一)骨髓细胞学检查的适应证、禁忌证
1. 适应证:
(1)必须做骨髓检查才能确诊的疾病:白血病、再生障碍性贫血、多发性骨髓瘤等。
(2)骨髓检查能提供重要依据:缺铁性贫血、溶血性贫血、脾功能亢进等。
(3)某些寄生虫感染性疾病、恶性肿瘤骨髓转移、某些类脂质沉积病等。
(4)不明原因的发热,肝、脾、淋巴结肿大的经骨髓检查可协助诊断。
(5)观察疗效及预后的估计。
2. 禁忌证
血友病。
(二)涂片及染色
骨髓液的涂片与染色,要求比较严格,否则将会造成细胞鉴别上的困难,影响检查结果。当骨髓液取出后,应立即涂片,以免凝固,所用的玻片必须绝对干净,将一滴骨髓液置于玻片一端,以一边缘整齐的玻片作推片,涂片方法与血片制作相同。涂片宜薄,以免细胞重叠,挤压发生变形。染色常用的方法为瑞氏染色法,与血片染色相同,但染色时间比较长。通常各种骨髓细胞的形态特点是以瑞氏染色法所反映的特点来描述的。

（三）检查步骤

1. 低倍镜检查

(1)首先应在低倍镜下观察取材、涂片、染色是否满意,选择最好的涂片进行检查

(2)骨髓增生程度:是根据骨髓片中成熟红细胞与有核细胞的比例来估计,增生程度一般分为5级(表2-4-1)。

表2-4-1　骨髓增生程度(分五级)

增生程度	成熟红细胞,有核细胞	常见情况
增生极度活跃	1:1~4(1):1	白血病
增生明显活跃	4:1~20(10):1	白血病,增生性贫血
增生活跃	20:1~50(20):1	正常骨髓,贫血
增生减低	50:1~100(50):1	增生减低性贫血
增生极度减低	150:1~500(300):1	急性再生障碍性贫血

(3)计算巨核细胞:

一般低倍镜计算全片巨核细胞的数目,特别是要注意骨髓涂片的边缘及末端,以油镜鉴定发育阶段。

(4)注意观察有无体积较大的特殊细胞,如转移瘤细胞,戈谢细胞,尼曼-匹克细胞等。

2. 油镜检查

(1)在油镜下对每个细胞作仔细观察分类,一般共计数500个细胞,然后计算出各种细胞所占的百分率。

(2)计算粒系细胞与幼红细胞百分率之和的比值(M:E):正常为2:1~4(3):1。

(3)淋巴系细胞。

(4)巨核系细胞。

(5)单核细胞等细胞。

(6)注意有无特殊细胞(肿瘤细胞)有无寄生虫。

3. 根据骨髓检查结果,结合血常规作出诊断。

（四）各系正常值

1. 粒系细胞

约占总有核细胞的40%~60%,其中原粒细胞<2%,早幼粒细胞<5%,中幼粒细胞和晚幼粒细胞各<15%,杆状核粒细胞的百分率高于分叶核粒细胞,嗜酸性粒细胞<5%,嗜碱性粒细胞<1%。细胞形态染色基本正常。

2. 红系细胞

占20%左右,其中原红细胞<1%,早幼红细胞<5%,中幼红细胞和晚幼红细胞约各占10%,细胞形态染色基本正常。成熟红细胞大小、形态、染色大致正常。

3. 粒红比值(M∶E)

粒系细胞和幼红细胞百分率之和的比值。M∶E值为2∶1~4∶1。

4. 淋巴系细胞

约占20%，小儿可达40%，主要为成熟淋巴细胞，原淋巴细胞、幼淋巴细胞很少见。

5. 巨核系细胞

巨核细胞通常在1.5 cm×3 cm骨髓涂片膜上可见7~35个，多为颗粒型和产血小板型巨核细胞。原巨核系细胞、幼巨核系细胞少见。

6. 其他

单核细胞<4%，浆细胞<2%。可见少量骨髓基质细胞，包括成纤维细胞、内皮细胞、脂肪细胞、巨噬细胞等和骨髓特有的肥大细胞(组织嗜碱细胞)、成骨细胞、破骨细胞等。

7. 核分裂细胞

约为0.1%。

(五)区别骨髓细胞的要点

骨髓细胞的种类甚多，就会感到辨认上有困难，有些细胞是大同小异，有些则差别较大，如果能抓住它们的共性和个性，掌握其鉴别要点，就能逐步掌握。

1. 血细胞发育过程中形态演变的一般规律

血细胞从原始到成熟的发育过程中，有一定的规律性，这些规律对于辨认血细胞是十分必要的。

(1)细胞体积随着血细胞的发育成熟，胞体逐渐由大变小。但巨核系细胞体积通常由小变大，早幼粒细胞较原粒细胞稍大。胞体大小变化的同时常发生形态变化如巨核细胞、单核细胞、浆细胞，从圆形或椭圆形变为不规则形。

(2)细胞质：①量：由少逐渐增多，但淋巴细胞变化不大；②染色：由深蓝变浅染，甚至淡红，红细胞系最终变为橘红色；③颗粒：从无颗粒(原始细胞)→嗜天青颗粒(早幼粒细胞)→特异性颗粒(中性、嗜酸性和嗜碱性颗粒)，但红细胞胞质内一般无颗粒。

(3)细胞核：①大小：由大变小，由规则变为不规则，甚至分叶，但巨核细胞核由小变大，红细胞系核变小，核形规则而最终消失；②染色质：由细致疏松逐渐变为粗糙、致密或凝集成块，着色由浅变深；③核仁：由有到无，经清晰、模糊不清至消失；④核膜：由不明显变为明显。

(4)细胞核/细胞质比例：由大变小，即由核大质少到核小质多。巨核细胞则相反。

2. 血细胞的正常形态学特征

(1)原始阶段细胞

共同点：①细胞体积大；②染色质细致有核仁；③胞浆呈蓝色，无颗粒。

不同点：见表2-4-2。

表 2 - 4 - 2　各种原始细胞形态比较

基本特点 \ 细胞种类		原始粒细胞	原始淋巴细胞	原始单核细胞	原始红细抱
大小		大	较小	较大	较大
胞体	形状	圆,卵圆或有凹陷	圆	不规则有扭折	圆
	核膜	不清楚	清楚,边缘染色质密集	不清楚	较清楚
	核仁	较小,2~5个	明显,1~2个,常为1个	大而显著,1~2个	常不清楚
	染色质	细薄沙状,均匀分布	粗颗粒状,分布均匀,核膜及核仁周围浓集	纤细网状有起伏不平感	细沙状
胞浆	量	少	较少	较多	少
	色	天蓝透明	蓝,较透明	灰蓝	混浊深蓝

(2)粒细胞系统

1)原始粒细胞:正常骨髓内约占 0.5 ~ 2 % 。

2)早幼粒细胞:常较原始粒细胞稍大,较圆或椭圆形。核偏于一侧。染色质较粗糙稍有浓集。核仁仍存在或开始消失。胞浆较原粒细胞为多,蓝色稍浅,有颗粒,呈紫红色,大小形态不一,分布不均匀,可盖在核上或在核周围。正常约占 0.5 ~ 4% 。

3)中幼粒细胞:为圆形,核呈卵圆形偏于一旁,约占整个细胞的 1/2,胞浆中出现了特异颗粒(中性、嗜酸性、嗜碱性颗粒)。按颗粒性质不同分为中性、嗜酸性、嗜碱性中幼粒细胞三种。正常中性中幼粒细胞约占 2% ~ 12%,嗜酸性中幼粒细胞约占 0 ~ 1%,嗜碱性中幼粒细胞偶见。

4)晚幼粒细胞:圆形,胞核呈肾形或马蹄形,染色质更粗糙,排列更紧密,胞浆量多,有多量特异性颗粒,正常约占 3% ~ 13% 。

5)杆状核粒细胞:圆形,核弯曲呈带状,核凹很深,染色粗糙,排列紧密呈细小块状,染色不均匀,胞浆内充满特异颗粒,正常约占 16% ~ 32 %(平均 23%):

6)分叶核粒细胞(见白细胞分类)。

(3)红细胞系统

1)原始红细胞:正常约占 0% ~ 1.5% 。

2)早幼红细胞:体积变小,核染色质变粗,核仁模糊或消失、胞浆仍为蓝色,正常约占 0% ~ 2% 。

3)中幼红细胞:体积较前显著变小,胞核变小,染色质排列甚为紧密,浓集成块,排列如车轮状,其间有明显之空隙,核仁已完全消失,胞浆明显增多,呈灰蓝色(开始有血红蛋白),少数也可呈兰色或灰红色,正常约占 2% ~ 10% 。

4)晚幼红细胞:呈圆形,其大小已接近成熟红细胞,胞核更小,染色质更紧密成团块,胞浆量更多,染色与一般红细胞相同,但稍淡,正常约占 10% 。

(4)淋巴细胞系统

1)原始淋巴细胞:正常很少见。

2)幼淋巴细胞:圆形或椭圆形,与原淋巴细胞大小相仿或稍小,胞核圆形,染色质较为紧密，核仁模糊或不见。胞浆稍增多呈淡蓝色，有少许嗜天青颗粒，正常约占 0.5% 。

3）淋巴细胞：从略。

（5）单核细胞系统

1）原始单核细胞：正常骨髓很少见。

2）幼单核细胞：体积有时较原单细胞为大，核形状不一，为椭圆形，亦可成折叠或分叶状，染色质疏松较原单细胞为粗，但仍呈网状，核仁可有可无，胞浆增多，灰蓝色，可见多数细小的嗜天青颗粒。正常骨髓中很少见。

3）单核细胞：从略。

（6）巨核细胞系统

1）原始巨细胞：常较其他原始细胞为大，外形多为不规则的多边形，很少呈卵圆形，胞核大，呈圆形，核偏在一旁，或不规则形。染色质为较粗的粒体，呈网状排列，可有 2～3 个核仁，但不明显。胞浆量较多，边缘不规则，染色深蓝，不含颗粒，正常骨髓中很少见。

2）幼巨核细胞：比前者稍大，外形不规则，核为肾形或不规则形，染色质较粗糙，核仁可有可无，胞浆量增多，形状不规则，可有伪足呈蓝色，近核周处较淡，核周有少许嗜天青颗粒，正常骨髓中约占 0～5% 。

3）巨核细胞：为正常骨髓中最大的细胞，胞核呈不规则或分叶状，染色质粗糙，排列很紧密，胞浆多呈均匀的淡紫红或淡红色。内含极细的紫红色颗粒，浆中无血小板形成为过渡型巨核细胞（颗粒巨）占 10%～27% 。若胞浆中出现血小板，即为成熟型巨核细胞（产板巨），约占 44%～60% 。

4）裸核：巨核细胞胞浆完全血小板化后，细胞退化而成为裸核。亦可由巨核细胞脆弱，在涂片过程中受到损伤，使核排出而成，占 8%～30% 。

5）血小板：从略。

造血干细胞增殖示意图见附图。

3. 细胞化学染色

（1）过氧化物酶染色

【原理】血细胞中的过氧化物酶（peroxidase，POX）能分解试剂中的底物 H_2O_2 ，释出新生态氧，使无色联苯胺氧化为蓝色联苯胺，后者与亚硝基铁氰化钠结合形成蓝黑色的颗粒，沉着于细胞质中。

【结果】胞质中无蓝黑色颗粒者为阴性反应，出现细小颗粒、分布稀疏者为弱阳性反应，颗粒粗大而密集者为强阳性反应。

【临床意义】主要用于急性白血病类型的鉴别。急性粒细胞白血病时，白血病细胞多呈强阳性反应；急性单核细胞白血病时呈弱阳性或阴性反应；急性淋巴细胞白血病则呈阴性反应。POX 染色对急性粒细胞白血病与急性淋巴细胞白血病的鉴别最有价值。

（2）中性粒细胞碱性磷酸酶染色

【原理】中性粒细胞碱性磷酸酶（neutrophil alkaline phosphatase，NAP）的显示方法有偶氮偶联法和钙－钴法两种。前者的染色原理是血细胞内碱性磷酸酶在 pH 为 9.4～9.6 的条件下，将基质液中的 α－磷酸萘酚钠水解，产生 α－萘酚与重氮盐偶联形成灰黑色沉淀，定位于细胞质内酶活性所在之处。钙－钴法染色是碱性磷酸酶在碱性条件下将基质液中的 β－甘油磷酸钠水解，产生磷酸钠。磷酸钠依次与硝酸钙、硝酸钴、硫化胺发生反应，形成不溶性棕黑色的硫化钴,定位于酶活性之处。

【结果】碱性磷酸酶主要存在于成熟阶段的中性粒细胞(分叶核及杆状核),其他血细胞均呈阴性反应。阳性反应为胞质中出现灰色到棕黑色颗粒,反应强度分为5级,即"－""1＋""2＋""3＋""4＋"。反应结果以阳性反应细胞百分率和积分值来表示。血涂片染色后,在油浸镜下,观察100个成熟中性粒细胞,阳性反应细胞所占百分率即为阳性率;对所有阳性反应细胞逐个按反应强度分级,将各级所占的百分率乘以级数,然后相加,即为积分值。

【参考值】成人NAP阳性率10%~40%;积分值40~80(分)。由于各实验室条件不同,参考值也有差异。应建立本实验室的参考值。

【临床意义】NAP活性可因年龄、性别、应激状态、月经周期、妊娠及分娩等因素有一定的生理性变化。在病理情况下,NAP活性的变化常有助于某些疾病的诊断和鉴别诊断。

1)感染性疾病:急性化脓菌感染时NAP活性明显增高,病毒性感染时其活性在正常范围或略减低。

2)慢性粒细胞白血病的NAP活性明显减低,积分值常为0。类白血病反应的NAP活性极度增高,故可作为与慢性粒细胞白血病鉴别的一个重要指标。

3)急性粒细胞白血病时NAP积分值减低;急性淋巴细胞白血病的NAP积分值多增高;急性单核细胞白血病时一般正常或减低。

4)再生障碍性贫血时NAP活性增高;阵发性睡眠性血红蛋白尿时活性减低,因此也可作为两者鉴别的参考。

5)其他血液病:恶性淋巴瘤、慢性淋巴细胞白血病、骨髓增殖性疾病如真性红细胞增多症、原发性血小板增多症、骨髓纤维化症等NAP活性中度增高,恶性组织细胞病时NAP活性降低。

6)腺垂体或肾上腺皮质功能亢进,应用肾上腺皮质激素、ACTH、雌激素等NAP积分值可增高。

(3)α-醋酸萘酚酯酶染色

【原理】α-醋酸萘酚酯酶(alpha-naphthol acctate esterase,α-NAE)又称非特异性酯酶(NSE),能将基质液中的α-醋酸萘酚水解,产生α-萘酚,再与重氮染料偶联,形成不溶性的有色沉淀,定位于胞质内。

【结果】胞质中出现有色沉淀者为阳性反应。因所用的重氮盐不同,阳性反应的沉淀可分灰黑色或棕黑色。此酶主要存在于单核系细胞中,故有人称之为单核细胞型酯酶。原单核细胞为阴性反应或弱阳性反应,幼单核细胞和单核细胞呈阳性反应。粒系细胞一般为阴性或弱阳性反应。淋巴细胞一般为阴性反应。

【临床意义】急性单核细胞白血病细胞呈强阳性反应,但单核细胞中的酶活性可被氟化钠(NaF)抑制,故在进行染色时,常同时做氟化钠抑制试验。急性粒细胞白血病时,呈阴性反应或弱阳性反应,但阳性反应不被氟化钠抑制。因此,本染色法主要用于急性单核细胞白血病与急性粒细胞白血病的鉴别。

(4)糖原染色

【原理】糖原染色,又称过碘酸-Schiff反应(PAS反应)。过碘酸能将血细胞内的糖原氧化,生成醛基。醛基与Schiff液中的无色品红结合,形成紫红色化合物,定位于胞质内。

【结果】胞质中出现红色者为阳性反应。阳性反应物可呈颗粒状、小块状或弥漫均匀红色。PAS 反应的阳性程度通常以强阳性、阳性、弱阳性和阴性来表示。也有用阳性百分率（观察同一类型细胞的阳性细胞率）和积分值来表示。正常血细胞的 PAS 染色反应：粒系细胞中原粒细胞为阴性反应，自早幼粒细胞至中性分叶核粒细胞均呈阳性反应，并随细胞的成熟，阳性反应程度渐增强；单核细胞呈弱阳性反应；淋巴细胞大多呈阴性反应，少数可呈弱阳性反应；幼红细胞和红细胞均呈阴性反应；巨核细胞和血小板均呈阳性反应，巨核细胞的阳性反应程度随细胞的发育成熟而增强，成熟巨核细胞多呈强阳性反应。

【临床意义】

1）红血病或红白血病时幼红细胞呈强阳性反应，积分值明显增高，有助于与其他红细胞系统疾病的鉴别，严重缺铁性贫血、重型海洋性贫血及巨幼细胞贫血，部分病例的个别幼红细胞可呈阳性反应。

2）急性粒细胞白血病，原粒细胞呈阴性反应或弱阳性反应，阳性反应物质呈细颗粒状或均匀淡红色；急性淋巴细胞白血病原淋和幼淋细胞常呈阳性反应，阳性反应物质呈粗颗粒状或块状；急性单核细胞白血病原单核细胞大多为阳性反应，呈弥漫均匀红色或细颗粒状，有时在胞质边缘处颗粒较粗大。因此，PAS 反应对三种急性白血病类型的鉴别有一定参考价值。

3）其他巨核细胞 PAS 染色呈阳性反应，有助于识别不典型巨核细胞，如急性巨核细胞白血病（M_7）和 MDS 中的小巨核细胞；Gaucher 细胞 PAS 染色呈强阳性反应，有助于与 Niemann—Pick 细胞鉴别；腺癌细胞呈强阳性反应，骨髓转移时 PAS 染色可帮助与白血病细胞鉴别。

几种常见类型急性白血病的细胞化学染色结果见《诊断学》教材。

4. 细胞免疫分型的临床应用

（1）有助于识别不同系列的细胞：当不能确定细胞所属系列时可用单克隆抗体的不同组合识别细胞系列，如识别髓系细胞的抗体有 CD13、CD14、CD15、CD32、CD33、CD65、CD91、CD156、CD166 等。识别淋巴细胞系列的抗体有：CD1、CD2、CD3、CD4、CD5、CD7、CD8、CD9、CD10、CD19、CD20、CD52、CD77 等。识别巨核细胞和血小板的抗体有 CD41、CD42、CD61 等。识别红细胞系列的抗体常用血型糖蛋白 A 或 B。

（2）识别不同的淋巴细胞：识别成熟 T 淋巴细胞的抗体有 CD2、CD3、CD4、CD7、CD8 等。识别成熟 B 淋巴细胞的抗体有 CD19、CD20、CD22 等。识别 NK 细胞的抗体有 CD16、CD56 等。识别不同的淋巴细胞除检测细胞表面的抗原外，还可以检测细胞表面的受体及细胞表面其他分子，如 TCR、MHC 等。

（3）用于检测 T 淋巴细胞亚群：临床上常用 CD3、CD4 和 CD8 单抗检测全 T（CD3）细胞，并可将外周淋巴器官和血液中 T 细胞分为 TH（CD4＋，CD8－）和 TS（CD4－，CD8＋）两个主要亚群，计算 TH/TS（CD4＋/CD8＋）比值作为机体免疫状态、某些疾病诊断、病期分析、监测治疗和判断预后的参数，但因影响因素较多，如应激、用药、运动、年龄、送血时间等，分析结果时必须注意。CD4＋细胞又可分为 TSI（诱导抑制 T 细胞）和 THI（诱导辅助 T 细胞），前者表现为 CD29 低密度表达，CD31＋、CD45RA＋、CD45RO－；后者表现为 CD29 高密度表达，CD31－、CD45RA－、CD45＋RO＋。

（4）用于识别不同分化阶段的细胞：CD34＋、CD90＋、Lin－被认为是造血干细胞的主要标志；CD34＋、CD33＋为造血干细胞向髓系定向的标志；CD34＋、TDT＋、CD10＋、CD7＋

为 T 淋巴细胞系祖细胞标志；CD34 + 、CD19 + 为 B 淋巴细胞系祖细胞标志。

（5）可用于白血病微小残留病的检测：一个完全缓解的白血病患者骨髓细胞中，若出现 CD19、CD22、CD10、CD7、CD5、CD13、CD37、CD34 等任何一种抗原阳性同时伴有 TdT + 则可诊断微小残留病存在。敏感性可高达 10^{-4} 水平。

5.细胞遗传学分析（染色体分析）

通常要有 2 个或 2 个以上的细胞分裂相中检出同一条染色体增加或结构异常；有 3 个或 3 个以上细胞分裂相中有同一条染色体丢失才能作为 1 个染色体异常克隆。

（1）染色体命名：人体细胞有 46 条染色体，其中常染色体 22 对（44 条），性染色体 1 对（XY/XX），男性为 46，XY；女性为 46，XX。

（2）核型分析及其书写：核型是指分裂中期体细胞的全套染色体经照相放大后，按 Danvets 体制剪贴、排列起来，就成为染色体核型。核型书写有统一格式，其书写顺序为：染色体数目、性染色体、染色体异常。各项之间以逗号分开，性染色体以大写的 X 与 Y 表示，各染色体变异以小写字母表示，如 t 表示易位，inv 表示倒位，iso 或 i 表示等臂染色体，ins 表示插入，del 表示缺失，r 表示环状染色体。"－"表示丢失，"＋"表示增加等，第一括号内是累及染色体的号数，第二括号内是累及染色体的区带，其中 p 表示短臂，q 表示长臂。一个完整的核型书写方法如下：45，X，－ Y，t（8；21），（q22，q22）。表示 45 条染色体，丢失了 Y 染色体，第 8 号与第 21 号染色体之间易位，断裂点分别在第 8 号染色体长臂 2 区 2 带和第 21 号染色体长臂 2 区 2 带。

（3）染色体畸变：包括数目畸变和结构畸变两类。正常人体细胞有 23 对染色体，其中 23 条来自父方，另 23 条来自母方，即含有两个染色体组或称为二倍体（2n）。以二倍体为标准，出现染色体单条、多条或成倍的增减称为染色体数目畸变，其畸变类型有整倍体型和非整倍体型。前者为整组染色体增减，有单倍体、三倍体和四倍体；后者只有少数几条染色体增减。比二倍体数目少的称为亚二倍体，比二倍体数目多的称为超二倍体。结构畸变见核型分析及其书写。

（4）临床常见血液病的染色体改变见《诊断学》教材。

（六）常见造血与淋巴组织肿瘤的实验室诊断

1.慢性髓细胞白血病（BCR-ABL1 阳性）

2.不另作特殊分类的急性髓系白血病

3.前体淋巴细胞肿瘤

4.成熟淋巴细胞肿瘤

5.类白血病反应（1eukemoid reaction）

是指机体对某些刺激因素所产生的类似白血病表现的血象反应。周围血中白细胞数大多明显增高，并可有数量不等的幼稚细胞出现。当病因去除后，类白血病反应也逐渐消失。引起类白血病反应的病因很多，以感染及恶性肿瘤最多见，其次还有急性中毒、外伤、休克、急性溶血或出血、大面积烧伤、过敏及电离辐射等。不同原因可引起不同细胞类型的类白血病反应。

类白血病反应按周围血白细胞总数的多少可分为白细胞增多性和白细胞不增多性两型，以前者为多见；按增多的细胞类型则可分为以下几种类型：

（1）中性粒细胞型：此型最常见。可见于各种感染、恶性肿瘤骨髓转移、有机磷农药或一氧化碳中毒、急性溶血或出血、严重外伤或大面积烧伤等,其中以急性化脓菌感染为最常见。血象中白细胞总数可达$(50\sim100)\times10^9/L$或更高,分类计数中性粒细胞明显增多,并伴有核左移现象,除杆状核增多外,还可出现晚幼粒或中幼粒细胞,甚至可有早幼粒和原粒细胞出现,但一般不超过0.10。中性粒细胞常有中毒性改变及碱性磷酸酶(NAP)积分显著增高。血象中红细胞、血红蛋白、血小板一般多无明显变化。骨髓象除显示粒细胞系增生明显,伴核左移及中毒性改变外,其他各系细胞多无明显异常。

(2)嗜酸性粒细胞型:常见于寄生虫病、过敏性疾病,其他如风湿性疾病、Hodgkin病、晚期癌肿等。白细胞总数达$20\times10^9/L$以上,嗜酸性粒细胞显著增多,超过0.20,甚至达0.90,但多系成熟型嗜酸性粒细胞。骨髓中嗜酸性粒细胞增多,也以成熟型为主。

(3)淋巴细胞型:常见于某些病毒性感染,如传染性单核细胞增多症、百日咳、水痘、风疹等,也可见于粟粒性结核、猩红热、先天性梅毒、胃癌等。白细胞数常为$(20\sim30)\times10^9/L$,也有超过$50\times10^9/L$者。血片中多数为成熟淋巴细胞,并可见幼稚淋巴细胞和异形淋巴细胞。

(4)单核细胞型:见于粟粒性结核、亚急性感染性心内膜炎、细菌性痢疾、斑疹伤寒、风湿病并血管内皮细胞增多症等。白细胞增多,但一般不超过$50\times10^9/L$,分类计数单核细胞常超过0.30。

中性粒细胞型类白血病反应与慢性粒细胞白血病的鉴别诊断见《诊断学》教材。

6.伴有重现性遗传学异常的急性髓系白血病

7.棒状小体(Auer bodies)

为白细胞胞质中出现红色细杆状物质,一个或数个,长约$1\sim6\ \mu m$,故称为棒状小体。棒状小体一旦出现在细胞中,就可拟诊为急性白血病。棒状小体在鉴别急性白血病类型时有重要价值。急性淋巴细胞白血病无此种小体,而在急性粒细胞白血病和急性单核细胞白血病时,则可见到。

五、常用英文

1.英文单词

active proliferation 增生活跃, abnormal localization of immature precursors(ALIP)未成熟前体细胞异常定位, myeloperoxidase(MPO)髓过氧化物酶, esterase 酯酶, neutrophil alkaline phosphatase(NAP)中性粒细胞碱性磷酸酶, all nucleated BM cells(ANC)骨髓全部有核细胞, non-erythroid cells(NEC)骨髓非红系细胞; Auer bodies 奥氏小体, faggot cells 柴捆细胞, erythrocyte rouleau formation 红细胞缗钱状形成

2.名词解释

Auer bodies: Red micro-rod-shaped material in the cytoplasm, single or multiple, $1\sim6\ \mu m$, which has very important value in classification of acute leukemia, is called Auer bodies. Presence in the cytoplasts is diagnostic of leukemia. It cannot he found in ALL but it exists in AML and AMoL sometimes.

3.简答题

What is the leukemoid reaction?

Leukemoid reaction is similar to leukemia blood reaction, aroused by some stimulants of the body. It shows that peripheral blood white cells are significantly high; some juvenile cell may be present because of some stimulating factor. When the etiological factor is removed, leukemoid reaction also disappears gradually. There are many etiological factors leading to leukemoid reactions, and the most common one is infection or malignant tumors, followed by acute poisoning, trauma, shock, acute hemolytic or bleeding, a large area of burn, ionizing radiation, and allergies. Various mechanisms and insults can cause different types of leukemia reaction. Leukernoid reaction can be divided into two types by peripheral blood leukocytes. One type is that in which the total number of leukocytes increase and the other type is that in which the total number of leukocyte does not increase. The former type is easier to be seen. In addition it can be divided into the following types by the number of increased cell types: ①Neutrophil type; ②Eosinophil type; ③Lymphoblastic type; ④Mononuclear type.

（彭捷、袁小瑜、赵谢兰）

附：

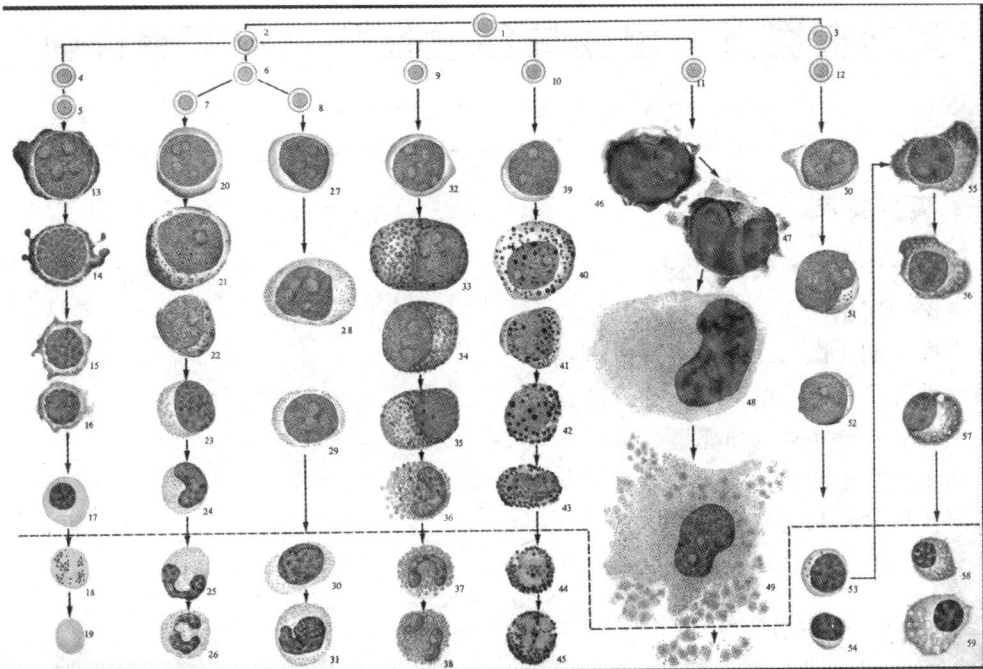

附图1　血细胞发育总图

1—多能干细胞(pluripotent stem cell)；2—骨髓系干细胞(CFU GEMM)；3—淋巴系干细胞；4—前期红系祖细胞(BFU－E)；5—后期红系祖细胞(CFU－E)；6—粒－巨噬系祖细胞(CFU－GM)；7—粒系祖细胞(CFU G)；8—巨噬系祖细胞(GFU－M)；9—嗜酸性粒细胞祖细胞(CFU－Eo)；10—嗜碱性粒细胞祖细胞(CFU－Ba)；11—巨核系祖细胞；12—B 淋巴细胞祖细胞(CFU－BL)和 T 淋巴细胞祖细胞；13—原始红细胞；14—早幼红细胞；15—早幼红细胞；16—中幼红细胞；17—晚幼红细胞；18—网织红细胞；19—成熟红细胞；20—原始粒细胞；21—早幼粒细胞；22—早幼粒细胞；23—中幼粒细胞；24—晚幼粒细胞；25—中性杆状核粒细胞；26—中性分叶核粒细胞；27—原始单核细胞；28—幼稚单核细胞；29—幼稚单核细胞；30—单核细胞；31—单核细胞；32—原始粒细胞；33—嗜酸性早幼粒细胞；34—嗜酸性早幼粒细胞；35—嗜酸性中幼粒细胞；36—嗜酸性晚幼粒细胞；37—嗜酸性杆状核粒细胞；38—嗜酸性分叶核粒细胞；39—原始粒细胞；40—嗜碱性早幼粒细胞；41—嗜碱性早幼粒细胞；42—嗜碱性中幼粒细胞；43—嗜碱性晚幼粒细胞；44—嗜碱性杆状核粒细胞；45—嗜碱性分叶核粒细胞；46—原始巨核细胞；47—幼稚巨核细胞；48—颗粒型巨核细胞；49—产血小板型巨核细胞；50—原始淋巴细胞；51—幼稚淋巴细胞；52—幼稚淋巴细胞；53—淋巴细胞；54—淋巴细胞；55—原始浆细胞；56—幼稚浆细胞；57—幼稚浆细胞；58—浆细胞；59—浆细胞

实习指导五　出血与血栓性疾病的实验诊断

一、实习要求

1. 掌握遗传性凝血缺陷诊断
2. 掌握一期止血与一期止血筛查试验
3. 掌握二期止血与二期止血筛查试验
4. 熟悉纤维蛋白溶解与纤溶筛查试验
5. 熟悉血管壁止血与血管壁异常试验
6. 熟悉血小板功能与血小板异常试验
7. 凝血机制与凝血异常试验
8. 纤溶活性异常诊断试验

二、实习方法及时间分配

1. 教师介绍出血与血栓性疾病的概述以及凝血机制(共 0.5 学时)
2. 教师讲解血栓与止血的基本筛查试验(共 0.5 学时)
3. 血液科出凝血实验室示教(2 位同学),以及血细胞(WBC,RBC,PLT)形态示教,老师学生共同点评(共 1 学时)
4. 教师小结以及常见出血性疾病实验室诊断思路(共 1 学时)

三、实习器材

血液科出凝血实验室提供

四、实习内容

(一)出血与血栓性疾病的分类

1. 出血性疾病的分类

①血管壁异常;②血小板异常;③凝血因子异常;④循环抗凝物质增多;⑤纤溶活性亢进;⑥复合性因素。

2. 血栓性疾病的分类

①遗传性/先天性;②获得性/继发性。

(二)出血与血栓性疾病的诊断

1. 出血性疾病的诊断

(1)临床出血特征:广泛性出血及其出血难止为特点。

1)一期止血缺陷:指血管壁-血小板型止血缺陷。以皮肤黏膜和内脏出血为主,其特点是:①创伤即刻发生渗血,持续时间较长;②压迫止血有效;③输血或输血制品效果差。

2）二期止血缺陷：指凝血－抗凝血型止血缺陷。以深部组织和关节、肌肉或内脏出血难止为主，其特点是：①出血时间长，常呈延迟性；②压迫止血效果欠佳；③对输血或输针对性血制品效果佳。

3）纤溶活性亢进：皮肤常呈大片状瘀斑或伴内脏出血。出血特点是：①常由腺体组织创伤/手术或挤压触发出血；②注射部位或创面渗血难止；③血凝块易溶解。

（2）实验诊断：实验诊断是诊断出血病的重要依据。

1）筛检试验：建议①一期止血缺陷：选用出血时间（BT）和血小板计数（PLT）；②二期止血缺陷：选用 APTT 和 PT；③纤溶活性亢进：选用纤维蛋白（原）降解产物（FDPs）/D－二聚体（D－D）测定。

2）确诊试验：建议按临床不同需要选择不同的试验，且按优化的原则将试验组合应用，可取得良好的诊断效果。例如，诊断弥散性血管内凝血（DIC）可选：PLT、PT/APTT、纤维蛋白原（Fg）、凝血酶时间（TT）和（或）FDPs/D－D 的组合应用。

3）基因诊断：有条件可对遗传性出血病（如血友病 A/B）作基因诊断。

2. 血栓性疾病的诊断

（1）临床表现 ①疼痛，多见于动脉血栓栓塞，如心肌梗死、心绞痛、周围动脉血栓以及肠系膜血栓等；②肿胀，多见于肢体静脉血栓栓塞，如深静脉血栓形成（DVT）；③脏器损害，受累脏器功能损害，如冠状动脉栓塞导致心功能衰竭，肺栓塞导致呼吸功能异常，脑血管栓塞导致偏瘫、失语等，肝肾血管血栓导致肝肾功能不全等。

（2）影像诊断：是确诊血栓栓塞的佐证。实验诊断仅对遗传性易栓症、DIC 和血栓性血小板减少性紫癜（TTP）等有诊断价值。

（3）凝血因子的种类与凝血机制（略）

（4）一期止血筛查试验

1）出血时间（bleeding time，BT）：将皮肤刺破后，让血液自然流出到血液自然停止所需的时间。BT 的长短反映血小板的数量、功能以及血管壁的通透性、脆性的变化；也反映血小板生成的血栓烷 A_2（TXA_2）与血管壁生成的前列环素（PGI_2）的平衡关系。

【临床意义】BT 延长见于：①血小板明显减少，如原发性或继发性血小板减少性紫癜；②血小板功能异常，如血小板无力症和巨大血小板综合征；③严重缺乏血浆某些凝血因子，如血管性血友病、弥散性血管内凝血；④血管异常，如遗传性出血性毛细血管扩张症；⑤药物影响，如服用抗血小板药（阿司匹林等）、抗凝药（肝素等）和血栓药（重组组织纤溶酶原激活物，rt－PA 等）。

2）血小板计数：略。

3）束臂试验：束臂试验又称毛细血管抵抗力试验，或毛细血管脆性试验。当毛细血管壁的结构和功能、血小板数量和质量存在缺陷，或体内维生素 C 及维生素 P 缺乏，或血管受到理化、微生物因素损害时，毛细血管壁的完整性将受到破坏，其脆性和通透性增加，新出血点增加，因而出现束臂试验阳性。

方法：在前臂屈侧面肘弯下 4cm 处，划一直径 5cm 的圆圈，用血压计袖带束于该侧上臂，先测定血压，然后使血压保持在收缩压和舒张压之间，持续 8 分钟，然后解除压力，待皮肤颜色恢复正常后，计数圆圈内皮肤新出血点的数目。正常新出血点在 10 个以下。血小板减少症、过敏性紫癜、维生素 P 或维生素 C 缺乏症等毛细血管脆性增加，新出血点超过 10 个以上，称束臂试验阳性。

（5）二期止血筛查试验

1）活化的部分凝血活酶时间（activated partial thromboplastin time，APTT）：在受检血浆中加入 APTT 试剂（接触因子激活剂和部分磷脂）和 Ca^{2+} 后，观察血浆凝固时间。它是体外筛查内源性凝血系统较灵敏和最常用的试验。

【临床意义】APTT 延长：见于①因子Ⅻ、Ⅺ、Ⅸ、Ⅷ、Ⅹ、Ⅴ、Ⅱ，激肽释放酶原（PK）、高分子量激肽原（HMWK）和纤维蛋白原（Fg）缺乏，尤其用于 FⅧ、Ⅸ、Ⅺ、Ⅻ缺乏以及它们的抑制物增多；②APTT 也是监测普通肝素（uFH）和诊断狼疮抗凝物质的常用试验。APTT 缩短：见于血栓性疾病和血栓前状态，但灵敏度、特异度差。

2）血浆凝血酶原时间（prothrombin time，PT）：在被检血浆中加入 Ca^{2+} 和组织因子，观测血浆的凝固时间。它是外源性凝血系统较为灵敏和最常用的筛选试验。

凝血酶原时间比值（prothrombin time ratio，PTR）：受检血浆的凝血酶时间（s）/正常人血浆的凝血酶时间（s）的比值。国际正常化比值（international normalized ratio，INR）：INR = PTR^{ISI}。国际灵敏度指数（international sensitivity index，ISI）越小，组织凝血活酶的灵敏度越高。因此，做 PT 检测时必须用标有 ISI 值的组织凝血活酶。

【临床意义】PT 延长：①先天性凝血因子Ⅰ（纤维蛋白原）、Ⅱ（凝血酶原）、Ⅴ、Ⅶ、Ⅹ缺乏；②获得性凝血因子缺乏，如严重肝病、维生素 K 缺乏、纤溶亢进、DIC、服用抗凝药物（如口服抗凝剂）和病理性抗凝血物质增多。PT 缩短：血液高凝状态：如 DIC 早期、心肌梗死、脑血栓形成、深静脉血栓形成、多发性骨髓瘤等。INR：是口服抗凝剂的首选监测指标，WHO 推荐用 INR。国人的 INR 以 2.0～3.0 为宜。卫生部推荐用 APTT 和 PT 作为凝血过程的筛查试验。

3）血浆纤维蛋白原（fibrinogen，Fg）测定：以 Clauss 法为例，在受检血浆中加一定量凝血酶，后者使血浆中的纤维蛋白原转变为纤维蛋白，通过血液凝固速度计算 Fg 的含量。

【临床意义】Fg 增高：见于糖尿病、急性心肌梗死、急性传染病、风湿病、急性肾小球肾炎、肾病综合征、灼伤、多发性骨髓瘤、休克、大手术后、妊娠期高血压疾病、急性感染、恶性肿瘤以及血栓前状态等。Fg 减低：见于 DIC、原发性纤溶症、重症肝疾病和肝硬化等。

（6）纤溶活性筛查试验

血浆凝血酶时间（thrombin time，TT）：受检血浆中加入"标准化"凝血酶溶液，测定纤维蛋白原转变为纤维蛋白所需的时间。

【临床意义】TT 延长见于低（无）纤维蛋白原血症和异常纤维蛋白原血症；血中纤维蛋白（原）降解产物（FDPs）增高；血中有肝素或类肝素物质存在（如肝素治疗中、SLE 和肝脏疾病等）。TT 缩短无临床意义。

（7）血管壁损伤的试验

血管性血友病因子抗原（von Willebrand factor antigen，vWF：Ag）测定：血管性血友病因子（vWF）是一种由内皮细胞和巨核细胞合成和释放的大分子糖蛋白，由十几个到几十个 vWF 单体多聚物所组成，vWF 能与血小板糖蛋白 GP Ⅰ b/Ⅸ 和内皮下胶原结合，成为血小板黏附在内皮下的桥梁。vWF 和纤连蛋白（Fn）可与血小板蛋白 GP Ⅱ/Ⅲ a 结合，诱导血小板聚集。vWF 还是保护因子Ⅷ活性和稳定因子Ⅷ mRNA 的物质，可促进因子Ⅷ合成和分泌。

【临床意义】减低：见于血管性血友病（vWD），是诊断 vWD 及其分型的指标之一。增高：

见于血栓病，如心肌梗死、心绞痛、脑血管病变、糖尿病、妊娠期高血压疾病、肾小球疾病、大手术后等。

（8）血小板活化的检测

1）血小板相关免疫球蛋白（platelet associated immunoglobulin，PAIg）和血小板相关补体（platelet associated complement，PA-C）测定：血小板具有一个十分复杂的免疫结构，血小板抗原–抗体系统主要包括同种抗原–抗体和自身抗原–抗体，而这里所述的相关抗体还包括血浆中各类免疫球蛋白和血小板内含有的免疫球蛋白在血小板表面和血小板总免疫球蛋白量上的反映。故是一种血小板抗体的总体评价，也包含了机体其他因素引起的免疫反应对血小板的影响，近来还可用流式细胞术（FCM）和免疫荧光显微术测定，更为精确。

【临床意义】①PAIg 增高：见于 ITP、同种免疫性血小板减少性紫癜（多次输血、输血后紫癜）、药物免疫性血小板减少性紫癜、恶性淋巴瘤、慢性活动性肝炎、系统性红斑狼疮、慢性淋巴细胞白血病、多发性骨髓瘤、Evans 综合征、良性单株丙球蛋白血症等。90% 以上 ITP 患者的 PAIgG 增高，若同时测定 PAIgM、PAIgA 和血小板相关补体 3（PA-C3），则阳性率可高达100%。但对 ITP 而言，PAIg 的灵敏度虽高，特异性不强。②观察病情：经治疗后，ITP 患者的 PAIg 水平下降；复发后，则又可升高。

2）血小板聚集试验（platelet aggregation test，PAgT）：血小板聚集是血小板的一个主要功能。是指血小板与血小板间的黏附。当血小板黏附于血管破损处或受活化物作用激活后，有血浆 Ca^{2+}、血小板活化后表露的糖蛋白 GP Ⅱb/Ⅲa 复合物作为一个纤维蛋白原的受体和纤维蛋白原（Fg）、纤连蛋白（Fn）及某些其他黏附分子结合而聚集成团，起到形成血小板血栓的作用。体内凝血酶、花生四烯酸、TXA_2、肾上腺素和钙离子载体 A23187、细菌内毒素、病毒以及某些肿瘤细胞分泌产物均可引起血小板聚集。在体外，某些颗粒高分子材料、瑞斯托霉素、人工合成的能与血小板相关受体结合的片段等诱导血小板聚集。

【临床意义】①PAgT 增高：反映血小板聚集功能增强。见于血栓前状态和血栓性疾病，如心肌梗死、心绞痛、糖尿病、脑血管病变、妊娠期高血压疾病、静脉血栓形成、肺梗死、口服避孕药、晚期妊娠、高脂血症、抗原–抗体复合物反应、人工心脏和瓣膜移植术等。②PAgT 减低：反映血小板聚集功能减低。见于血小板无力症、储藏池病、尿毒症、肝硬化、骨髓增生性疾病、特发性血小板减少性紫癜、急性白血病、服用抗血板药、低（无）纤维蛋白原血症等。

（9）凝血因子异常的检测

1）血浆因子Ⅷ、Ⅸ、Ⅺ、Ⅻ促凝活性测定：传统上将因子Ⅷ、Ⅸ、Ⅺ、Ⅻ归纳为内源凝血因子，其中因子Ⅷ主要起辅因子作用，促进 FⅨa 活化因子Ⅹ，而因子Ⅷ血浓度极低，又与vWF 形成复合物，故临床上有许多病理改变可能影响因子Ⅷ活性（FⅧ：C），从而表现出止血血栓疾病中最多见的一种类似血友病中的出血表现。

【临床意义】增高：见于血栓前状态和血栓性疾病，如静脉血栓形成、肺梗死、妊娠期高血压疾病、晚期妊娠、口服避孕药、肾病综合征、恶性肿瘤等。减低：①FⅧ：C 减低：见于血友病 A、血管性血友病、血中存在因子Ⅷ抗体、DIC 等；②FⅨ：C 减低：见于血友病 B、肝脏病、维生素 K 缺乏症、DIC、口服抗凝药物等；③FⅪ：C 减低：见于因子Ⅺ缺乏症、肝脏疾病、DIC 等；④FⅫ：C 减低：见于先天性因子Ⅻ缺乏症、肝脏疾病、DIC 和某些血栓性疾病等。

2）血浆因子Ⅱ、Ⅴ、Ⅶ、Ⅹ促凝活性测定：在上述四个凝血因子中，因Ⅱ、Ⅶ、Ⅹ属于维生素 K 依赖的因子，其特征是分子中均含有特殊的氨基酸残基，即 γ 羟基谷氨酸（Gla），这种氨基酸残基可以和钙离子结合而发生因子结构上的改变，其目的在于与磷脂膜的结合，进而参与凝血过程。

【临床意义】①增高：见于血栓前状态和血栓性疾病；②减低：分别见于先天性因子Ⅱ、Ⅴ、Ⅶ和Ⅹ缺乏症；获得性见于肝病、DIC、口服抗凝剂和维生素 K 缺乏症等。

（10）纤溶活性异常的检测

1）3P 试验（plasma protamine paracoagulation test，3P test）：受检血浆中加入硫酸鱼精蛋白溶液，如果血浆中存在可溶性纤维蛋白单体与纤维蛋白降解产物复合物，则鱼精蛋白使其解离释出纤维蛋白单体，纤维蛋白单体自行聚合成肉眼可见的纤维状物，此为阳性反应结果。

【临床意义】阳性见于 DIC 的早、中期。但在恶性肿瘤、上消化道出血、外科大手术后、败血症、肾小球疾病、人工流产、分娩以及标本置于 4℃ 冰箱都会出现假阳性。本试验是原发纤溶和继发纤溶的鉴别试验之一，前者在原纤症早期时多呈阴性，后者在 DIC 早期时多呈阳性。

2）血浆纤维蛋白（原）降解产物（FDPs）测定：纤维蛋白（原）降解产物（FDP）是一来自于纤溶酶降解纤维蛋白原和纤维蛋白的一组片段，纤溶酶作用的底物不同，产生 FDP 也略有不同。FDP 的量不仅反映了体内纤溶酶活性，也可通过 FDP 其中成分测定了解其源自纤维蛋白原还是源自纤维蛋白，进而分析是否存在大量的凝血酶生成。通常与 D - 二聚体同时检测。

【临床意义】FDPs 阳性或增高见于原发性纤溶症以及继发性纤溶症，如 DIC、恶性肿瘤、急性早幼粒细胞白血病、肺梗死、深静脉血栓形成、肾脏疾病、肝脏疾病、器官移植的排斥反应和溶血栓治疗等。

3）血浆 D - 二聚体（D-dimer，D-D）测定：D - 二聚体是交联纤维蛋白在纤溶酶降解下产生的 FDP 中的一个片段，是目前认为 DIC 检验诊断中一个特异性较强的指标，并在排除血栓形成中有重要价值。

【临床意义】继发性纤溶症（如 DIC）为阳性或增高，而原发性纤溶症的早期为阴性或不升高，此是两者鉴别的重要指标之一。此外，本试验对排除深静脉血栓（DVT）和肺栓塞（PE）的诊断有重要价值，也是溶血栓治疗的监测指标之一。

（11）常见出血性疾病实验室诊断思路：详见《诊断学》教材。

五、思考题

1. 纤溶活性异常的检测有哪些，其临床意义是什么？
2. 常见出血性疾病实验室诊断思路是什么？

六、常用英文

1. 英文单词

activated partial thromboplastin time，APTT 活化的部分凝血活酶时间；prothrombin time，PT 血浆凝血酶原时间；prothrombin time ratio，PTR 凝血酶原时间比值；international normalized ratio，INR 国际正常化比值；fibrinogen，Fg 血浆纤维蛋白原；von Willebrand factor antigen，vWF：Ag 血管性血友病因子抗原；plasma proatmine paracoagulation test，3P test 血浆硫酸鱼精

蛋白副凝固试验；fibrin degradation products，FbDP 纤维蛋白降解产物，D-dimer，D-D D－二聚体

2. 名词解释

PTR：The prothrombin ratio（PTR）means the PT of examined plasma/the PT of normal plasma，the reference value being 1.0 ± 0.05 s.

3. 简答题

What is the APTT and PT clinical significance?

The clinical significance of APTT：1. The prolongation of APTT seen in manifest decrease of FVIII，FIX，FXI，such as hemophilia A or B，FXI deficiency，serious deficiency of prothrombin，FV，FX，or afibrinogenemia，severe hepatopathy，hemorrhagic disease of the newborn，oral anticoagulant，heparin therapy，accentuation of the fibrinolytic activity，anticoagulant substances in the blood，etc. 2. The shortening of APTT seen in hypercoagulabale state，thrombotic disease，the blood mixed with a large amount of the tissue fluid because of the unsuccessful haemospasia.

The clinical significance of PT：1. The prolongation of PT seen in the inborn FII，FV，FVII，FX deficiency orfibrinogenopenia，postnatal blood coagulation factor deficiency because of VitK deficiency，serious hepatopathy，hyperfibrinolysis，DIC，oral decoagulant therapy，anticoagulant substances including heparin，FDP，etc. existing in the blood. 2. The shortening of PT seen in the hypercoagulabale state and thrombotic diseases，such as the initial phase of DIC，myocardial infarction，cerbral thrombosis，multiple myeloma，long-term oral contraceptive medication，etc.

（彭捷、袁小瑜、赵谢兰）

实习指导六　血气分析

一、实习要求

1.掌握动脉血气六步分析法

2.熟悉常见酸碱失衡病因分析

二、实习方法及时间分配

1.教师讲解(共 1 学时)

2.结合实例练习(共 2 学时)

3.教师小结(10 分钟)

三、实习内容

现介绍动脉血气六步分析法如下。

【第一步】根据 Henderseon-Hasselbach 公式评估血气数值的内在一致性。

$$[H^+] = 24 \times (PaCO_2)/[HCO_3^-]$$

如果 pH 和[H^+]数值不一致,该血气结果可能是错误的。pH 与对应[H^+]数值见表 2 - 6 - 1。

表 2 - 6 - 1　pH 与对应[H^+]数值

pH	估测 [H^+](mmol/L)
7.00	100
7.05	89
7.10	79
7.15	71
7.20	63
7.25	56
7.30	50
7.35	45
7.40	40
7.45	35
7.50	32
7.55	28
7.60	25
7.65	22

【第二步】是否存在碱血症或酸血症？

pH < 7.35：存在酸血症。

pH > 7.45：存在碱血症。

◇通常这就是原发异常。

◇你需要核对 $PaCO_2$，HCO_3^-，和阴离子间隙。

【第三步】是否存在呼吸或代谢紊乱？pH 改变的方向与 $PaCO_2$ 改变方向的关系如何？

在原发呼吸障碍时，pH 值和 $PaCO_2$ 改变方向相反；在原发代谢障碍时，pH 值和 $PaCO_2$ 改变方向相同（表 2 - 6 - 2）。

表 2 - 6 - 2　呼吸/代谢紊乱与 pH、$PaCO_2$ 关系

酸中毒	呼吸性	pH ↓	$PaCO_2$ ↑
酸中毒	代谢性	pH ↓	$PaCO_2$ ↓
碱中毒	呼吸性	pH ↑	$PaCO_2$ ↓
碱中毒	代谢性	pH ↑	$PaCO_2$ ↑

【第四步】针对原发异常是否产生适当的代偿？

通常情况下，代偿反应不能使 pH 恢复正常（7.35 ~ 7.45），如果 pH 正常应考虑为混合性酸碱失衡（表 2 - 6 - 3）。

表 2 - 6 - 3　酸碱失衡的代偿公式

异常	预期代偿反应	校正因子
代谢性酸中毒	$PaCO_2 = (1.5 \times HCO_3^-) + 8$	±2
急性呼吸性酸中毒	$[HCO_3^-] = 24 + (PaCO_2 - 40)/10$	
慢性呼吸性酸中毒（3 ~ 5 天）	$[HCO_3] = 24 + (PaCO_2 - 40)/3$	
代谢性碱中毒	$PaCO_2 = (0.7 \times HCO_3^-) + 21$	± 1.5
急性呼吸性碱中毒	$[HCO_3^-] = 24 - (PaCO_2 - 40)/5$	
慢性呼吸性碱中毒	$[HCO_3^-] = 24 - (PaCO_2 - 40)/2$	

如果观察到的代偿程度与预期代偿反应不符，则可能为失代偿或混合性酸碱失衡。

【第五步】计算阴离子间隙（如果存在代谢性酸中毒）

$$AG = [Na^+] - ([Cl^-] + [HCO_3^-]) = 12 \pm 2$$

◇正常的阴离子间隙约为 12 mEq/L。

◇对于低白蛋白血症患者，阴离子间隙正常值低于 12 mEq/L。

低白蛋白血症患者血浆白蛋白浓度每下降 1 gm/dL，阴离子间隙"正常值"下降约 2.5 mEq/L（例如，血浆白蛋白 2.0 gm/dL 患者约为 7 mEq/L）。

◇如果阴离子间隙增加，在以下情况下应计算渗透压间隙：

- AG 升高不能用明显的原因(DKA，乳酸酸中毒，肾功能衰竭)解释。
- 怀疑中毒。

◇ OSM 间隙 = 测定 OSM - (2 × [Na$^+$] - 血糖/18 - BUN/2.8)

- OSM 间隙应当 < 10。

【第六步】如果阴离子间隙升高，评价阴离子间隙升高与 [HCO$_3^-$]降低的关系。

◇ 预测[HCO$_3^-$] = (AG - 12) + 实测[HCO$_3^-$]

- 如果预测[HCO$_3^-$] < 22，则可能并存 AG 正常型代谢性酸中毒。
- 如果预测[HCO$_3^-$] > 26，则可能并存代谢性碱中毒。

◇ 记住患者阴离子间隙的预期"正常值"非常重要，且这一正常值须根据低白蛋白血症情况进行校正(见第五步)。

表 2 - 6 - 4　部分混合性和复杂性酸碱失衡

异常	特点	部分病因
呼吸性酸中毒 伴 代谢性酸中毒	pH↓，HCO$_3^-$↓，PaCO$_2$↑	• 心脏骤停 • 中毒 • 多器官功能衰竭
呼吸性碱中毒 伴 代谢性碱中毒	pH↑，HCO$_3^-$↑，PaCO^2↓	• 肝硬化应用利尿药 • 妊娠合并呕吐 • COPD 过度通气
呼吸性酸中毒 伴 代谢性碱中毒	pH 正常，HCO$_3^-$↑，PaCO$_2$↑	• COPD 应用利尿药，呕吐 • NG 吸引 • 严重低钾血症
呼吸性碱中毒 伴 代谢性酸中毒	pH 正常，HCO$_3^-$↓，PaCO$_2$↓	• 全身性感染 • 水杨酸中毒 • 肾衰竭伴 CHF 或肺炎 • 晚期肝脏疾病
代谢性酸中毒 伴 代谢性碱中毒	pH 正常，HCO$_3^-$ 正常	• 尿毒症或酮症酸中毒伴呕吐，NG 吸引，利尿药等

四、思考题

1. 名词解释

呼吸衰竭

Ⅰ型呼吸衰竭

Ⅱ型呼吸衰竭

碱剩余

阴离子间隙

2. 问答题

1）试述代谢性酸中毒的常见病因。

2）试述代谢性碱中毒的常见病因。

3）简述代谢性酸中毒时机体的代偿调节作用。

五、常用英文

based excess 剩余碱，anion gap 阴离子间隙，respiratory acidosis 呼吸性酸中毒，respiratory alkalosis 呼吸性碱中毒，metabolic acidosis 代谢性酸中毒，metabolic alkalosis 代谢性碱中毒

（李敏、黄璨、潘频华）

实习指导七　肝、肾功能及电解质检验

一、实习要求

1. 熟悉临床生化检验全面质量控制的内容；了解"全自动生化分析仪"检测原理及基本操作

2. 了解常规肝功能检测的原理与方法；掌握肝功能生化检测中蛋白质代谢、胆红素及酶学检测各项目参考区间及其临床意义，并结合临床资料，全面评价肝脏功能的状态。了解肝纤维化相关标志物检测

3. 了解肾功能各生化项目检测的原理与方法，掌握其临床意义，并结合临床资料，全面评价肾脏功能的状态

4. 了解血清蛋白电泳，熟悉临床常见疾病典型的血清蛋白电泳图及扫描图谱

5. 了解电解质各生化项目检测的原理与方法，掌握其临床意义，并结合临床资料，全面评价常见电解质紊乱的实验室检测

二、实习方法及时间分配

1. 教师讲解（共 50 分钟）

2. 在教师的指导下，学生上机操作"全自动生化分析仪"进行血清标本肝功能、肾功能及电解质等项目的生化检测（共 80 分钟）（包括填实习报告）

3. 观看全自动血清蛋白电泳仪，并对电泳图谱进行扫描，实验小结（共 30 分钟）

三、实习器材

血标本、离心机、电脑、全自动生化分析仪、全自动血清蛋白电泳仪。

四、实习内容

临床生物化学检验是临床检验医学重要亚专业之一。人体的任何一个病变都会使一些代谢成分在血液中出现相应的变化，而这些变化有些能通过生化检验检测出来，为临床诊断和疗效观察提供依据，因此，临床生化检验在临床医疗活动中不可或缺。

临床生化检验项目繁多，目前，一般检验科常规开展的生化项目有 100～200 项，有些大的检验机构开展的检测项目更多。但基本上包括肝功能检测、肾功能检测、血糖检测、血脂检测、心肌酶检测、电解质检测等（表 2 - 7 - 1）。

临床生化检验结果准确与否，标本质量是其中主要原因。因此保证检验标本的质量是得到准确结果的前提。影响标本常见的因素有很多，包括患者准备不恰当，标本采集不合要求，运送过程没注意保存条件和/或时间太长等等。

患者标本进入检验科实验室以后，一般通过编号扫描、离心分离血清/血浆、上机检测、

结果审核、复核等几个环节才能得到最后结果并发放报告。每一个环节都可能对结果带来一定的影响,因此,每天的室内质量控制必不可少。

表 2 - 7 - 1   常见的生化检验项目组合

项目组合名称	检测内容
肝功能检测	TP、ALB、TB、DB、ALT、AST、TBA
肾功能检测	Urea、Cr、UA
血糖检测	BS、GSP、HbA_{1C}
血脂检测	TG、TC、HDL - C、LDL - C
心肌酶检测	LDH、CK、CK - MB、Mb
电解质检测	K、Na、CL、Ca、Mg、IP、CO_2

目前各检验科基本上都是采用自动生化分析仪和商品化的试剂盒来进行临床标本检验。自动生化分析仪具有快速、准确、灵敏度高、节约试剂和人力等人工操作所不能达到的优点,因此受到检验人士的热烈追捧。但自动化仪器也有其自身缺点,如价格昂贵,环境要求高等等。

本实验以肝功能为代表,让学生了解生化检验在临床中的作用。

由于临床上检查肝功能的试验方法很多,而某一种肝功能项目检测结果仅能表示肝脏的某种功能状况,并不能反映肝脏的全部功能,故需根据病情加以选择。要求了解常见肝功能检查的原理;掌握正常值、临床意义,并结合临床资料,全面评价肝脏功能的状态。了解临床生化检验一般流程,检验自动化仪器一般操作,特别关注分析前质量控制及结果分析。

肝功能检测

(一)总蛋白与白蛋白检测

1. 检验目的、原理

(1)检验目的:本试剂与校准品配合使用,用于测定血清、血浆或浆膜腔积液中的总蛋白(TP)与白蛋白(ALB)含量。

制定本文件以统一和规范血清、血浆或浆膜腔积液中 TP 与 ALB 测定分析检验前、检验中、检验后过程,指导采样人员、检验人员、报告审核批准人员正确操作和履行职责,确保 TP 与 ALB 测定结果的准确性和可靠性。

(2)检验原理

总蛋白:样品中的蛋白质与含碱性铜的显色剂发生双缩脲反应,生成碱性铜蛋白螯合物。分析仪检测 546 nm 的吸光度变化。这一变化与样品中的总蛋白的浓度成正比,进而计算出总蛋白的浓度。

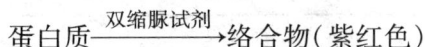

$$蛋白质 \xrightarrow{\text{双缩脲试剂}} 络合物(紫红色)$$

白蛋白:在 pH4.2 时白蛋白与溴甲酚绿结合形成色素结合物,根据测定此复合物在

630nm 的吸光度而求出白蛋白的量。

$$白蛋白 + 溴甲酚绿 \longrightarrow 色素结合物(清绿色)$$

2. 样本准备(Sample of Preparation)

(1)真空采血装置：真空采血简便、快速、省力，可连续多管采血；免除用注射器抽吸及转注步骤，可避免或减轻机械性溶血；无血液污染，预防交叉感染，对工作人员及患者均具保护作用，有利于保证检验质量。最好采用含分离胶的促凝管，无抗凝或肝素抗凝。采血应按以下先后顺序进行：凝血管、非抗凝管、肝素管、血常规管，最后是其他抗凝管。

(2)受检者的准备：患者空腹 12 小时采集血样。体检对象抽血前应有两周的正常状况记录。注意有无应用影响测试项目的药物。此外，对于体检者，采血的季节都应做相关记录，因为样本中各项目的含量有季节性变动，为了前后比较应在每年同一季节检验。应嘱体检对象在抽血前 24 小时内不做剧烈运动。

(3)采血部位：通常采用肘部静脉，当肘部静脉不明显时，可采用手背部、手腕部、腘窝部及外踝部静脉。婴幼儿可采用颈外静脉采血。

(4)采血步骤

1)核查患者：核查患者姓名，患者准备是否符合采血要求等。

2)按检验项目要求，准备相应的采血器材。

3)患者取坐位或卧位，手臂伸直平放在台面垫子上，充分暴露穿刺部位。

4)采血前，采血员需用消毒剂擦手消毒。

5)找好静脉消毒后，在采血部位上方扎上压脉带，嘱咐患者紧握拳头，使静脉暴露。如仍不明显，反复握紧拳头数次，促使静脉怒张。或采血员凭经验以左手食指触摸，发现静脉走向后试探性穿刺往往成功。

6)常规生化采血量为 3 ~ 4 mL 左右，采血完后，速将采血管轻轻颠倒 8 次，使促凝剂与血液充分混匀。

7)再次核对患者信息，并将一次性采血器材放入专用利器盒中。

8)采集好的标本置专用运送箱内迅速送至检验科。

(5)标本处理：血标本室温放置 30 ~ 45 分钟后离心分离血清或血浆，在 2 小时内检测完毕；如 2 小时内不能检测完毕，将离心分离血清或血浆置洁净试管加盖 2℃ ~ 8℃ 保存，尽可能在 24 小时内检测完毕，否则须置 -20℃ 保存(1 个月内检测结果无明显影响)。

(6)标本的保存条件和稳定性：在不能立即对血清和血浆标本进行测定时，请按照表 2 - 7 - 2 的保存条件和稳定时间进行保存。

表 2 - 7 - 2　各保存方法的温度要求和稳定性

保存方法	温度要求	稳定性
室温	23℃	不稳定无法保存
冷藏	4℃	2 天内稳定
冷冻	-20℃	1 个月内稳定

3. 生物参考区间

血液 TP：65 ~ 85 g/L；ALB：40 ~ 55 g/L。

生物参考区间范围参考卫生部临床生化检验项目参考区间行标，并收集 50 ~ 100 例健康志愿者血清进行验证。

4. 临床意义

血清 TP 和 A/G 比值检测是反映肝脏功能的重要指标，主要反映肝实质细胞的储备功能。因为肝脏有很大的代偿能力而且白蛋白半寿期较长，只有当肝脏损害达到一定程度和一定病程后才能出现血清 TP 和 A/G 比值的变化。主要用于反映慢性肝损害，急性或局灶性肝损害时它们多为正常。

蛋白质是血清的主要成分，分白蛋白和球蛋白两类，在机体中具有重要的生理功能。蛋白质对于维持渗透压及保持水分平衡极为重要，并可维持血液的酸碱度。

(1) 血清总蛋白浓度增加常见于：①血清中水分减少，而使总蛋白浓度相对增高。在急性失水时(如呕吐、腹泻、高热等)升高最为显著，血清总蛋白浓度有时可达 100 ~ 150 g/L。②血清蛋白质合成增加。大多发生在多发性骨髓瘤患者，此时主要是球蛋白的增加。

(2) 血清总蛋白浓度降低：①血浆中水分增加，血浆被稀释。如静脉注射过多低渗溶液或因各种原因引起的水钠潴留。②营养不良和消耗增加。长期食物中蛋白含量不足或慢性肠道疾病所引起的吸收不良，使体内缺乏合成蛋白质的原料，或因长期患消耗性疾病，如严重结核病、甲状腺功能亢进和恶性肿瘤等，均可造成血清总蛋白浓度降低。③合成障碍，主要是肝功能障碍。肝脏是合成蛋白质的唯一场所，肝脏功能严重损害时，蛋白质的合成减少，以白蛋白的下降最为显著。④蛋白质丢失。主要见于严重烫伤，肾病综合征，溃疡性结肠炎等。

白蛋白是血浆中多种物质重要的结合与运输蛋白，并是维持血浆渗透压的主要组分。血清白蛋白可用于众多疾病的诊断。血清白蛋白升高通常见于脱水。血清白蛋白降低多见于营养不良、肾脏疾病、肝脏疾病、感染性疾病、严重的烧伤和癌症等。白蛋白的定量测定有助于对肝脏疾病如肝硬化的诊断与监视。此外，白蛋白量反映了个体的健康与营养状况，因此可用于营养不良的诊断及老年住院患者的预后评估。

(二) 血清或血浆总胆红素与直接胆红素检测

1. 检验原理 (Analysis Principle)

血清中总胆红素(TBIL)分为间接胆红素(游离型胆红素)与直接胆红素(DBIL，又名结合型胆红素)。结合型胆红素(CB)可以与重氮液直接发生反应，游离型胆红素需在催化剂存在下与重氮液反应。血清中加入具有催化作用的表面活性剂后，产生重氮反应，所有的胆红素都生成偶氮胆红素。根据测定生成物的吸光度而求出总接胆红素的含量。

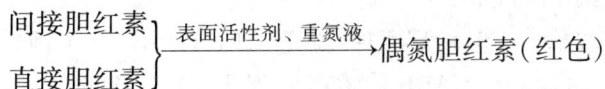

$$\left.\begin{array}{c} \text{间接胆红素} \\ \text{直接胆红素} \end{array}\right\} \xrightarrow{\text{表面活性剂、重氮液}} \text{偶氮胆红素(红色)}$$

2. 临床意义

胆红素是血红蛋白的降解产物。游离胆红素非极性很强，几乎不溶解于水。在血液中与白蛋白形成复合物由脾脏向肝脏运输。在肝脏中，胆红素与葡萄糖醛酸结合，生成可溶性胆红素葡萄糖醛酸酯由胆管排入肠道。肠道中约 10% ~ 20% 的胆素原可被肠道黏膜细胞重吸收，经门静脉入肝，转化为结合胆红素，其中大部分又随胆汁排入肠道，形成胆红素的肝肠循环(bilirubin enterohepatic circulation)。

　　人群中常见先天性慢性高胆红素血症,称为 Gilbert 综合征。由于胆红素降解酶的功能滞后以及出生后红细胞破碎增多,使60% ~70% 的婴儿血液出现总胆红素增高。常用的胆红素检测方法能检测总胆红素和直接胆红素。直接胆红素的测定主要检测水溶性的结合胆红素,因此可以根据总胆红素和直接胆红素的差来估计游离胆红素的含量。

　　(1)溶血性黄疸(肝前性黄疸):是由于红细胞的缺陷或单核 - 巨噬细胞系统对红细胞破坏过多,造成游离胆红素增多,超过了肝细胞对胆红素的摄取、转化和排泄清除能力,造成血液中游离胆红素明显增高,而结合胆红素和尿胆原虽较正常增多,但不如游离胆红素增高明显。

　　(2)梗阻性黄疸(肝后性黄疸):是由于肝外性或肝内性的原因造成胆汁排泄通道受阻,导致结合胆红素逆流入血;同时胆红素肠肝循环被不同程度的阻断,结果引起血中结合胆红素明显增高,尿液中尿胆原减少或消失、尿液中出现胆红素阳性。

　　(3)肝细胞性黄疸(肝性黄疸):是由于肝脏损伤,肝细胞对胆红素的摄取、转化和排泄清除力下降所致。此时血液中不仅游离型胆红素增高,而且由于肝细胞肿胀、坏死及毛细胆管等病变造成结合胆红素和尿胆原排泄受阻而逆流入血,使血液及尿液中结合胆红素及尿胆原也升高。

　　(4)三种黄疸的鉴别见表2 -7 -3。

表 2 - 7 - 3　　正常及三种黄疸时胆红素代谢情况

类型	血清				尿液	粪便	
	TBIL (μmol/L)	DBIL (μmol/L)	TB - DB (μmol/L)	DB/TB (μmol/L)	尿胆红素 (定性)	尿胆原 (μmol/L)	颜色
正常	1.7 ~17.1	0 ~6.8	1.7 ~10.2	0.2 ~0.4	(-)或弱(+)	0.84 ~4.2	浅黄
溶血性黄疸	↑	↑	↑↑↑	<0.2	(-)	↑↑↑	变深
梗阻性黄疸	↑↑ ~↑↑↑	↑↑↑		>0.5	(+ +)	↓或(-)	变浅或白
肝细胞性黄疸	↑ ~↑↑	↑↑	↑↑	0.2 - 0.5	(+)	或正常	浅或正常

　　(三)血清或血浆丙氨酸氨基转移酶与天门冬氨酸氨基转移酶检测

　　1 检验原理(Analysis Principle)

　　(1)丙氨酸氨基转移酶(ALT)检测原理:通过 ALT 的作用,L - 丙氨酸和 α - 酮戊二酸转变为谷氨酸和丙酮酸。丙酮酸在 NADH 存在的情况下,通过 LDH 的作用,转变为乳酸。这时,NADH 被氧化为氧化型 β - 烟酰胺腺嘌呤二核苷酸(NAD),在 340nm 其吸光度下降。通过测定 NADH 的下降速度,就可以计算出标本中的 ALT 活性值。

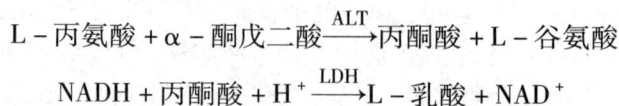

$$L - 丙氨酸 + \alpha - 酮戊二酸 \xrightarrow{ALT} 丙酮酸 + L - 谷氨酸$$

$$NADH + 丙酮酸 + H^+ \xrightarrow{LDH} L - 乳酸 + NAD^+$$

（2）天门冬氨酸氨基转移酶（AST）检测原理：AST 催化 L‐天冬氨酸的氨基转移与 MDH 催化的反应偶联，使 NADH 氧化成 NAD^+。NADH 在 340 nm 处有特异吸收峰，其被氧化的速率与血清中的 AST 的活性成正比，在 340nm 处测定 NADH 下降速率，即可测出 AST 活性。

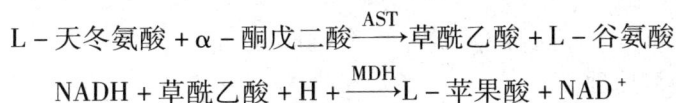

$$L‐天冬氨酸 + \alpha‐酮戊二酸 \xrightarrow{AST} 草酰乙酸 + L‐谷氨酸$$

$$NADH + 草酰乙酸 + H + \xrightarrow{MDH} L‐苹果酸 + NAD^+$$

2. 临床意义

丙氨酸氨基转移酶（ALT）属于转移酶类，它能够催化氨基与酮酸之间氨基的转移。在人体的很多组织中均能发现丙氨酸氨基转移酶。其在肝脏中的活性最大，其次是肾、心肌、骨骼肌、胰腺、脾以及肺等组织中。

天门冬氨酸氨基转移酶（AST）旧称谷草转氨酶（GOT）。它们是氨基转移酶类的典型代表。氨基转移酶催化氨基从氨基酸转移给 α‐酮酸的反应。AST 水平的升高与心肌或骨骼肌损伤以及肝组织损害等都有关。因此同时进行 ALT 和 AST 的检测用于鉴别肝损伤、心肌或骨骼肌损伤。AST/ALT 比率可用于肝病的鉴别诊断。比率 < 1 预示中度的肝损伤；比率 > 1 和严重肝病有关，常见于慢性肝病。

（1）各种急性病毒性肝炎，药物或酒精中毒引起的急性肝损害时，血清 ALT 水平可在临床症状（如黄疸）出现之前就急剧升高且 ALT > AST。

（2）急性肝炎时血清 ALT 高低与临床病情轻重相平行，且往往是肝炎恢复期最后降至正常的酶，是判断急性肝炎是否恢复的一个很好指标。假如能同时测定 AST，并计算 AST/ALT 之比，则对于急性、慢性肝炎的诊断、鉴别以及判断转归也特别有价值。急性肝炎时比值 < 1，肝硬化时≥2，肝癌时比值≥30。

（3）重症肝炎时由于大量干细胞坏死，血中 ALT 逐渐下降，而胆红素却进行性升高，出现所谓"酶胆分离"现象，常是肝坏死的前兆。

（4）急性肝炎时，AST 虽亦显著升高，但升高程度不及 ALT，而在肝硬化时，AST 升高程度超过 ALT。胆道疾患时 AST 亦可升高。

（5）临床上血清 ALT、AST 表现轻度增加的有胰腺炎、乙醇性脂肪肝、肝硬化、肉芽肿、肿瘤；中度增加的有传染性淋巴细胞增多症、慢性活动性肝炎、肝外胆道梗死、心肌梗死；重度增加的有病毒性肝炎、中毒性肝炎。肝硬化、慢性活动性肝炎和心肌梗死时常有 AST > ALT。

肾功能检测

（一）检验原理

1. 尿素（Urea）检测原理

尿素酶作用于样本，使样本中的尿素被分解成氨。氨在 α‐酮戊二酸及 NADH 的共存条件下，受到谷氨酸脱氢酶（GLDH）作用，生成谷氨酸并使 NADH 变为 NAD。测定 NADH 的下降速率，就可以求得样本中的尿素及尿素氮（BUN）浓度。

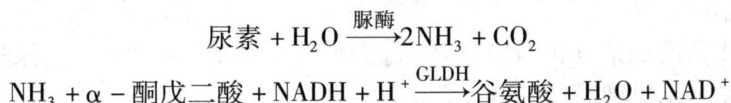

$$尿素 + H_2O \xrightarrow{脲酶} 2NH_3 + CO_2$$

$$NH_3 + \alpha‐酮戊二酸 + NADH + H^+ \xrightarrow{GLDH} 谷氨酸 + H_2O + NAD^+$$

2. 肌酐(Cr)检测原理

基于 Jaffé 法测定肌酸酐浓度。在该反应中,肌酐和苦味酸盐在碱性溶液中形成肌酐－苦味酸缩合物。检测该缩合物 505nm 的吸光度增加速率可计算出肌酐的浓度。

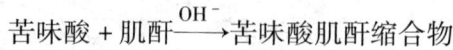

$$苦味酸 + 肌酐 \xrightarrow{OH^-} 苦味酸肌酐缩合物$$

3. 尿酸(UA)检测原理

样本中的尿酸,在尿酸酶的作用下被氧化,同时,生成过氧化氢。生成的过氧化氢,在过氧化物酶(POD)的作用下,与 N－乙基－N－(2－羟－3－磺丙基)－3、5－二甲氧－4－氟苯胺(F-DAOS)和 4－氨基安替比林(4－AA)定量氧化缩合,生成蓝色的色素。测定这种蓝色的吸光度,就可以求得样本中的尿酸浓度。

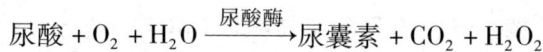

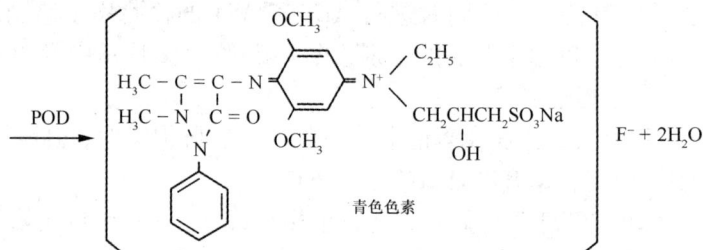

$$尿酸 + O_2 + H_2O \xrightarrow{尿酸酶} 尿囊素 + CO_2 + H_2O_2$$

(二)临床意义

1. 尿素氮检测临床意义

作为含氮物质的最终代谢产物——尿素、肌酐和尿酸,主要是通过肾脏排出于体外。在通常情况下,测定尿素氮含量,对肾病的诊断以及观察治疗,均是重要的检验项目。

血液尿素浓度受多种因素的影响,分生理性因素和病理性因素两个方面。

生理因素:高蛋白饮食引起血清尿素浓度和尿液排出量显著升高。血清尿素浓度男性比女性平均高 0.3~0.5 mmol/L。妊娠妇女由于血容量增加,尿素浓度比非孕妇低。

病理因素:常见于肾脏因素,其次为非肾脏因素。血液尿素增加的原因可分为肾前、肾性及肾后三个方面:

(1)肾前性:最重要的原因是失水,引起血液浓缩,由于血液浓缩,可引起肾血流量减少,肾小球滤过率减低而使血尿素潴留。这种情况可见于剧烈呕吐、幽门梗阻、肠梗阻和长期腹泻等。

(2)肾性:急性肾小球肾炎、肾病晚期、肾衰竭、慢性肾盂肾炎及中毒性肾炎都可出现血液中尿素含量增高。

(3)肾后性:如前列腺肿大、尿路结石、尿道狭窄、膀胱肿瘤致使尿道受压等都可能使尿路阻塞引起血液中尿素含量增加。

血尿素减少较为少见,常常表示严重的肝病,如肝炎合并广泛性肝坏死。

2. 肌酐检测临床意义

健康人血浆中肌酐的浓度相当稳定,与每天水的摄取量、活动和生成尿量无关。因此血浆肌酐水平升高常提示排泄量的降低,即肾功能受损。

肌酐测定可用于肾脏疾病的诊断和治疗，也被证明可用于对肾小球功能的评价和对肾透析的监测。然而，血清水平对早期肾损害不敏感，与血尿素氮（BUN）相比，它在肾衰竭治疗期间对血液透析的反应更为缓慢。血清肌酐和 BUN 均可用于鉴别肾前性和肾后性（梗阻性）氮质血症。不伴有血清肌酐升高的血清 BUN 升高是鉴别肾前性氮质血症的关键。在有阻碍尿流的肾后性氮质血症（例如恶性肿瘤、肾结石和前列腺病）中，血浆肌酐和尿素氮水平均会升高；在这些情况下，由于尿素的反扩散增加，BUN 会不成比例地显著升高。

血清肌酐因受检者年龄、体重和性别的不同而异。在肌肉质量相对小的受检者、恶病质患者、截肢者和老年人中，它有时较低。通常被认为是正常的血清肌酐水平，并不能排除肾功能损害的存在。

3. 尿酸检测临床意义

尿酸的测定主要用于诊断和治疗多种肾脏和代谢疾病，包括肾衰竭、痛风、白血病、银屑病、饥饿或其他消耗性疾病以及使用细胞毒素药物的患者。

尿酸是人体内嘌呤分解代谢的主要产物。绝大多数尿酸在肝脏中形成，通过肾脏排泄，体内尿酸库由合成和排泄之间的平衡决定。

高尿酸血症可以分为原发性高尿酸血症和继发性高尿酸血症，包括生成过量或排泄减少。原发性高尿酸血症也称作特发性或者家族性高尿酸血症。在大多数病例中，肾小管分泌尿酸减少引起尿酸水平升高。大约 1% 的原发性高尿酸血症患者在嘌呤代谢中存在酶缺陷，因而导致尿酸生成过多。原发性高尿酸血症与痛风、Lesch-Nyhan 综合征、Kelley Seegmiller 综合征和磷酸核糖基焦磷酸盐合酶活性升高有关。继发性高尿酸血症可能由营养型嘌呤摄取增加引起，伴有尿液中尿酸排泄增多。继发性高尿酸血症与许多情况有关，这些情况包括肾功能不全、骨髓增生性疾病、溶血性疾病、牛皮癣、真性红细胞增多症、I 型糖原储积病、酒精摄入过多、铅中毒、高嘌呤饮食、禁食、饥饿和化疗。

低尿酸血症可能由于尿酸产生减少引起，例如在遗传性黄嘌呤尿症，遗传性嘌呤核苷磷酸化酶缺乏和别嘌呤醇法治疗中。低尿酸血症可能由于肾脏尿酸排泄增多引起，这种情况可能出现于恶性疾病、AIDS、Fanconi 综合征、糖尿病、严重烧伤和嗜酸性粒细胞增多综合征。此外，使用促尿酸排泄药物治疗和食入 X 线造影剂也会引发低尿酸血症。

定量测定尿酸的排泄有助于确定高尿酸血症的治疗方案，确认患者是应当使用促尿酸排泄药治疗以增加肾脏排泄，还是应当使用别嘌呤醇治疗以抑制嘌呤合成。

电解质检测

（一）检验原理

1. 钾（K）检测原理

采用间接电位测定法，使用一个钾离子选择电极和一个钠参考电极测定钾离子浓度。

测定钾浓度时，用高摩尔浓度的缓冲液建立一个钾离子的恒定反应系数，根据浓度值校正电极。钾离子选择性电极由一个固定在固体支持物上的缬氨霉素 PVC 膜组成。当样品缓冲混合液接触电极时，钾离子与缬氨霉素反应，电极电势发生变化。这些电势变化是以钠参考电极为参比基准的。"参照电势"符合能斯特方程，由此可以计算出样品中的钾浓度：

$$E = 常数 + （斜率）（对数[K^+]）$$

为了得到更准确的测定数据，在样品周期之后将含钾离子的参照试剂加入流式细胞仪中，将发生同样的络合反应。样品与参照试剂周期之间的电势差(电压)用于数据计算。

2. 钠(Na)检测原理

采用间接电位测定法，使用两个玻璃钠电极(一个作参考电极)测定钠离子浓度。钠电极是用锂钠铝硅酸盐玻璃制成的。将此玻璃电极的外层充分水合是非常重要的。当样品缓冲混合液接触电极时，样品中的钠离子与电极水合层内的钠离子发生离子交换。在离子交换过程中，电极电势发生变化。这些电势变化是以参考电极为参比基准的。"参照电势"符合能斯特方程，由此可以计算出样品中的钠浓度：

$$E = 常数 + (斜率)(对数[Na^+])$$

为了得到更准确的测定数据，在样品周期之后将含钠离子的参照试剂加入流式细胞仪中，将发生同样的离子交换过程。样品与参照试剂周期之间的电势差(电压)用于数据计算。

3. 氯(Cl)检测原理

为离子选择电极法，采用间接电位测定法。即利用物质的电化学性质，测定其存在时化学电池的电位、电流或电量的改变进行分析，从而计算出血及尿中电解质氯的浓度。

4. 钙(Ca)检测原理

作为钙的测定法，一般较为普及的是邻甲酚酞络合剂法(o-CPC)。此试剂是根据甲基二甲苯酚蓝(MXB)显色法，将原来 o-CPC 法的缺点，即反应曲线的跳跃、易受温度影响等引起显色不稳现象进行改良的一种试剂。样本中的钙，在碱性条件下与甲基二甲苯酚蓝(MXB)结合后，呈现蓝色。通过测定这一蓝色生成物的吸光度，可以求出样本中的钙浓度。

(二)临床意义

1. 钾(K)检测临床意义

血钾≤2.80 mmol/L 或≥6.10 mmol/L 应立即通知病房医护人员并做好记录。

人体钾的来源完全是从外界摄入，而排出主要是经肾以尿钾形式排出。当钾摄入不足；呕吐、严重腹泻、肾功能失调及大量或长期利尿等引起的钾排出过多；代谢性碱中毒、输入过多的碱性药物或静脉输入过多的葡萄糖等引起的细胞外钾进入细胞内以及血浆稀释均可能导致低钾血症。而钾输入过多；肾功能障碍(钾排泄障碍)；代谢性酸中毒、大面积烧伤、组织细胞大量破坏等引起细胞内钾向细胞外转移均可能引起高钾血症。

2. 钠(Na)检测临床意义

钠离子是细胞外液最多的阳离子，对保持细胞外液容量、调节酸碱平衡、维持正常渗透压和细胞生理功能有着重要意义。肾功能损害、呕吐、腹泻、大量出汗以及烧伤等疾病过程，都将可能引起低钠血症；而尿崩症、水样泻以及糖尿病等引起水丢失大于钠丢失的疾病将可能导致高钠血症。

3. 氯(Cl)检测临床意义

氯离子是除碳酸氢根离子外，血清中最重要的阴离子。氯与钠是血浆中基本的渗透压活跃组分，以保持细胞内外水分分布和阴－阳离子平衡。血清中氯浓度水平与钠浓度水平平行，与碳酸氢根浓度水平则相反。因脱水，持续腹泻及碳酸氢盐丢失引起的代谢性酸中毒、肾功能不全、肾上腺功能下降或升高导致的内分泌失调等可使氯离子浓度升高。因有机酸生成增加引起酸中毒、失盐性肾炎和过度出汗时使氯离子浓度下降。

4. 钙(Ca)检测临床意义

血钙≤1.75 mmol/L 或≥3.50 mmol/L 应立即通知病房医护人员并做好记录。

钙是人体内存在量最多的无机物，其中，99%以上存在于骨骼、牙齿等硬组织中，其余不到1%的量，作为电解质的构成成分，广泛分布于体液中，担负着多种重要的生理功能；它是参与和调节骨骼生长、血液凝固、神经与肌肉的兴奋性以及酶的活性等功能的重要成分。

钙的测定用于甲状旁腺疾病、各种骨病、慢性肾脏疾病、尿石症和手足搐搦（间歇性肌肉收缩或痉挛）的诊断和治疗。总血清钙由三部分组成：游离或离子钙，占50%；蛋白结合钙，其中绝大部分与白蛋白结合，仅有一小部分与球蛋白结合，占45%；络合物结合钙，主要为磷酸盐、柠檬酸盐和重碳酸盐，占5%。离子钙在生理上最为重要，但已证实难以直接进行分析。不过，利用可知的蛋白质含量和血液pH值（这两者对离子钙水平存在强烈影响），可以通过总钙估计离子钙。钙离子在传递神经冲动方面是几个酶反应的辅因子，此外还对保持正常的肌肉收缩和凝血过程发挥着重要作用。钙离子浓度显著降低会引起肌肉手足搐搦。高于正常浓度的钙离子则会导致神经肌肉兴奋性降低、肌肉无力和其他更复杂的症状。

五、思考题

请阅读以下病例，初步诊断是什么？依据在哪？实验室检查结果如何分析？应与哪些疾病鉴别诊断，为明确诊断需进一步完善的实验室检查是什么？

病例简介：

患者王XX，男性，36岁，农民。因食欲下降、乏力、尿黄、皮肤巩膜黄染20余天于2012年9月8日入院。

患者于2012年8月初无明显诱因出现食欲下降，饭量由每餐3两下降至1两，厌油，偶有恶心；乏力，活动后疲乏明显；小便颜色加深，如浓茶样；皮肤眼睛发黄，并进行性加深，无呕吐，无发热，无腹痛、腹泻；无皮肤瘙痒，无尿频尿急尿痛，在当地医院门诊治疗（具体不详），症状无好转，遂来我院就诊。起病以来，患者精神食欲较差，大便可；睡眠稍差，体重减轻约2 kg。

既往史：患者于6岁发现"乙肝大三阳"，未予特殊检查及治疗；否认"结核"史；无外伤、手术及输血史，预防接种史不详。

个人史：出生于湖南衡阳，在家务农，否认"血吸虫"疫水接触史；不嗜酒，抽烟，每天1包左右；无损肝药物服用史，无冶游史。

家族史：其兄有乙肝，于2009年死于肝癌。余家族成员无类似病史、遗传病史及传染病史可询。

体查：体温37℃，脉搏62次/分，呼吸17次/分，血压116/70 mmHg，慢性肝病病容，神志清楚。皮肤巩膜深度黄染，肝掌，前胸可见一蜘蛛痣。双肺呼吸音清，无啰音。心率62次/分，律齐，无杂音。腹部平软，无包块、压痛及反跳痛，肝肋下未扪及，脾肋下可触及；腹部移动性浊音阴性。双下肢无水肿，四肢活动可。膝反射正常；Kernig征及Babinski征阴性。

门诊资料：

血常规：WBC $4.0 \times 10^6/L$，N 0.62，L 0.37；Hb 130 g/L；Pt $98 \times 10^9/L$

小便常规：深黄尿，尿胆红素（＋＋），尿胆原（＋）

肝功能：TBIL 198.6 μmol/L，DBIL 100.4μmol/L，ALT 90U/L，AST 89U/L，A/G 32.3/32.1 g/L。

HBV-M：HBsAg（＋），HBeAg（＋），HBcAb（＋）

六、常用英文

1. 英文单词

liver function test(LFT)肝功能试验，total protein(TP)总蛋白，albumin(ALB)白蛋白，total bilirubin(TB)总胆红素，direct bilirubin(DB)直接胆红素，unconjugated bilirubin(UBC)非结合胆红素，alanine aminotransferase(ALT)丙氨酸氨基转移酶，aspartate aminotransferase(AST)天门冬氨酸氨基转移酶，total bile acid(TBA)总胆汁酸

2. 名词解释

hemolytic jaundice：Hemolytic jaundice is caused by anything which causes an increased rate of erythrocyte destruction, leads to the increased production of bilirubin, which exceed the processing capacity of the liver, just as the excess bilirubin production is reflected in increased serum bilirubin level with a predominance of unconjugated bilirubin, so it's also called hyper-unconjugated bilirubinemia.

hepatocellular jaundice：Hepatocellular jaundice is mainly caused by congenital or acquired liver diseases with diffuse hepatocellular injury, which could reduce the liver's ability to metabolize and excrete bilirubin leading to a buildup of bilirubin in the blood. n hepatocellular jaundice, concentration of both unconjugated and conjugated bilirubin would rise in the blood, while conjugated hyperbilirubinaemia predominates.

Posthepatic jaundice：Posthepatic jaundice, also called obstructive jaundice, is caused by an interruption to the drainage of bile in the biliary system, leads to the hypertension in the biliary tract and then induces diffuse hepatocellular injury. The high serum bilirubin level in posthepatic jaundice mainly consists of conjugated bilirubin.

3. 简答题

What's the bilirubin enterohepatic circulation?

Bilirubin is combined with glucuronic acid in the liver by glucuronyltransferase, making it soluble in water and then most of it goes into the bile and thus out into the small intestine. While, 10% ~20% bilinogen is reasorpted by the enterocyte and transports back to the portal circulation, most of which resecreted by the liver into the small intestine.

（钟白云、易斌）

实习指导八　血糖、血脂及心肌酶学检验

一、实习要求

1. 掌握空腹血糖正常参考值，临床意义及 OGTT 检测的临床意义。

2. 掌握糖化血红蛋白，糖化血清蛋白正常参考值及临床意义。

3. 掌握血清胰岛素，C 肽正常参考值，临床意义及胰岛素释放试验，C 肽释放试验的临床意义。

4. 了解血脂正常参考值，熟悉原发性脂蛋白代谢紊乱症的分类，掌握血脂检测的临床意义。

5. 了解心肌酶的正常参考值，掌握急性心肌损伤生物标志物检测的临床意义。

二、实习方法及时间分配

1. 教师讲解（共 60 分钟）

2. 在教师的指导下，学生上机操作进行血清标本血糖、血脂及心肌酶检验的生化检测（1.0 学时）（包括填实习报告）

3. 观看全自动糖化血红蛋白分析仪，了解其基本原理（0.5 学时）

4. 结果讨论与分析，实验小结（共 0.5 学时）

三、实习器材

血标本、离心机、电脑、全自动生化分析仪、化学发光生化分析仪、糖化血红蛋白分析仪。

四、实习内容

第一节　血糖检测

（一）参考值

（1）空腹血糖：葡萄糖氧化酶法：3.9 ~ 6.1 mmol/L。

（2）糖化血红蛋白：阳离子交换色谱法或高效液相色谱法，4% ~ 6%。

（二）临床意义

1. 空腹血糖（FPG）检测临床意义

葡萄糖的准确测定对于诊断高血糖症是十分重要的。通常在查找这些病症的起因时，还将各种耐量试验和抑制试验与葡萄糖测定一同进行。

1）生理性增高：见于餐后、剧烈运动、情绪紧张、胃倾倒综合征、肾上腺皮质激素分泌增加时。

2)病理性增高：由于胰岛素绝对或相对不足的糖尿病、内分泌疾病如甲亢、皮质醇增多症、嗜铬细胞瘤、胰高血糖素瘤、肢端肥大症。

3)生理性降低：见于饥饿和长时间剧烈运动后、妊娠期。

4)病理性降低：胰岛素过多、对抗胰岛素的激素不足、急性乙醇中毒、肝糖原储存缺乏、先天性糖原代谢酶缺乏、消耗性疾病、特发性低血糖、降糖药物使用不当。

2.糖化血红蛋白(HbA1c)检测临床意义

糖化血红蛋白是红细胞生存期间 HbA 与葡萄糖缓慢的非酶促反应产物，其中 HbA1c 含量最高，是目前临床最常检测部分，其所占比率能反映测定前 8 - 12 周平均血糖水平，用于评价糖尿病的控制程度。当糖尿病控制不佳时，糖化血红蛋白浓度可高至正常 2 倍以上。HbA1c 水平低于确定的参考范围，可能表示最近有低血糖发作。但糖化血红蛋白并不能反应每天血糖波动的动态变化或低血糖发生的频率。

第二节   口服葡萄糖耐量试验(OGTT)

(一)方法

空腹 10 ~ 16 小时测定空腹血糖，然后将无水葡萄糖 75g 溶解在 300 ml 水中，于 5 分钟内口服后分别于 30 分钟，60 分钟，120 分钟，180 分钟抽血检测血糖水平。

(二)参考值

健康成年人 OGTT：FPG6 ≤.1 mmol/L，服糖后 0.5 ~ 1 小时达高峰，一般在 7.8 ~ 9.0 mmol/L，应 <11.1 mmol/L；服糖后 2 小时血糖 ≤7.8 mmol/L；服糖后 3 小时血糖恢复至空腹血糖水平。

(三)临床意义

是判断糖代谢紊乱的指标：通过 OGTT 可以监测糖代谢在正常、糖尿病前期还是糖尿病阶段。1)正常糖耐量：FPG < 6.1 mmol/L，且 2 h ~ PG < 7.8 mmol/L；2)空腹血糖受损(IFG)：FPG6.1 ~ 7.0 mmol/L，且 2 h ~ PG < 7.8 mmol/L；3)糖耐量减低(IGT)：FPG < 7.0 mmol/L，且 2 h - PG 7.8 ~ 11.1 mmol/L；4)糖尿病：FPG ≥7.0 mmol/L，或者 2h - PG ≥ 11.1 mmol/L。

第三节   胰岛素及 C 肽检测

(一)参考值

1.胰岛素

胰岛素释放试验：空腹状态下抽血测空腹胰岛素，口服 75g 无水葡萄糖后分别于 30 分钟，60 分钟，120 分钟，180 分钟检测胰岛素水平。空腹胰岛素 10 ~ 20 mU/L，餐后胰岛素岛素高峰在 30 ~ 60 分钟，峰值为空腹胰岛素的 5 ~ 10 倍。2 h 胰岛素 <30 mU/L，3 小时候达空腹水平。

2.C 肽

是胰岛素原在蛋白水解酶作用下分裂而成的与胰岛素等分子的肽类物。空腹 C 肽：0.3 ~ 1.3 mmol/L；C 肽释放试验同胰岛素释放试验：口服 75 g 葡萄糖后 30 ~ 60 分钟出现高峰，其峰值为空腹 C 肽水平的 5～6 倍。

（二）临床意义

1. 血清胰岛素水平测定和胰岛素释放试验主要用于糖尿病的分型诊断及低血糖的诊断及鉴别诊断。1 型糖尿病患者空腹胰岛素明显降低，口服葡萄糖后曲线低平。2 型糖尿病空腹胰岛素可正常，偏高或偏低。口服葡萄糖后胰岛素呈延迟释放曲线。胰岛 B 细胞瘤常有高胰岛素血症，胰岛素水平高，但血糖低。其他如肥胖、肾功能不全、肝功能不全、肢端肥大症等血清胰岛素水平增高；肾上腺皮质功能不全或腺垂体功能低下及饥饿时胰岛素水平降低。

2. C 肽水平变化可用于糖尿病的分型诊断，其临床意义与胰岛素一样。C 肽可以反映患者自身胰岛素实际水平，避免外源性胰岛素的干扰。胰岛 B 细胞瘤时空腹血清 C 肽水平增高，C 肽释放试验呈高水平曲线。肝硬化时血清 C 肽水平增高，且 C 肽/胰岛素比值降低。1 型糖尿病患者空腹 C 肽水平降低，且释放曲线呈现低平。释放延迟见于 2 型糖尿病。C 肽水平不高，而胰岛素水平高，提示为外源性高胰岛素血症。

第四节　血脂检测

（一）参考值

（1）甘油三酯（TG）：0.56～1.70 mmol/L

（2）总胆固醇（TC）合适水平：＜5.2 mmol/L；边缘水平：5.23～5.69 mmol/L；升高＞5.72 mmol/L。

（3）高密度脂蛋白（HDL）：1.03～2.07 mmol/L；合适水平：＞1.04 mmol/L；减低：≤0.91 mmol/L。

（4）低密度脂蛋白（LDL）：合适水平：＜3.12 mmol/L；边缘水平：3.15～3.61 mmol/L；升高＞3.64 mmol/L。

（二）临床意义

1. 甘油三酯（TG）检测临床意义

甘油三酯（TG）是丙三醇与 3 - 长链脂肪酸结合成的酯，又称中性脂肪。它们部分是在肝内合成和部分食物中吸收。TG 是机体恒定的供能来源。TG 检测适应证：早期识别动脉粥样硬化危险性；高脂血症分类；对低脂饮食和药物治疗的监测。血清 TG 受生活习惯、饮食、和年龄的影响。因此必须在空腹 12～16 个小时后静脉采血测定 TG。

高 TG 血症有原发性与继发性两类，前者多有遗传因素，其中包括家族性高 TG 血症与家族性混合型高脂蛋白血症等。继发的见于糖尿病、糖原累积病、甲状腺功能衰退、肾病综合征、妊娠、口服避孕药、酗酒等。但往往不易分辨原发或继发。高血压、脑血管疾病、冠心病、糖尿病、肥胖与高脂蛋白血症等往往有家族性集聚现象，其间可能有因果关系，但也有可能仅仅是伴发现象。一般认为单独有高 TG 不是冠心病的独立危险因素，只有伴以高 TC、高 LDL - C、低 HDL 等情况时才有意义。原发性脂蛋白缺乏症，甲状腺机能亢进、肾上腺机能不全以及消化吸收不良等，则血清中 TG 含量降低。

2. 总胆固醇（TC）检测临床意义

胆固醇是一类有次羟基在 C3 位置的类固醇。它是在许多类型组织中合成，但主要在肝脏和肠壁。大约四分之三的胆固醇是重新合成和四分之一的通过食物获得。胆固醇用于反映动脉粥样硬化患者危险，诊断和治疗包括如同脂质和脂蛋白代谢失调样胆固醇危险水平。

影响 TC 水平的因素有：①年龄与性别：TC 水平往往随年龄上升，但到 70 岁后有所下降。中青年期女性低于男性，50 岁以后女性高于男性。②长期的高胆固醇、高饱和脂肪和高热量饮食，可引起 TC 升高。③遗传因素。④其他，如缺少运动、脑力劳动、精神紧张等可能使 TC 升高。

高 TC 血症是冠心病的主要危险因素之一。常见于以下情况：①原发疾病：家族性高胆固醇血症（低密度脂蛋白受损）、家族性 apoB 缺陷症、多源性高 TC、混合性高脂蛋白血症。②继发疾病：肾病综合征、甲状腺功能减退、糖尿病、妊娠等。

低 TC 血症常见于以下情况：①原发疾病：家族性的无或低 β 脂蛋白血症。②继发疾病：甲亢、营养不良、慢性消耗性疾病等。③严重肝病时，血清 TC 不一定很低，但由于血清 LCAT 活力低下，血清胆固醇酯占 TC 的比例可低达 50% 以下。

3. 高密度脂蛋白（HDL）检测临床意义

流行病学与临床研究证明 HDL 与冠心病成负相关，HDL 低于 0.9 mmol/L（35 mg/dl）是冠心病危险因素，HDL 增高，大于 1.55 mmol/L（60 mg/dl）被认为是冠心病负危险因素。HDL 降低也多见于心、脑血管疾病，肝炎，肝硬化等患者。高 TG 血症往往伴低 HDL。肥胖者 HDL 也多偏低。吸烟可使 HDL 下降。饮酒及长期体力活动会使 HDL 升高。

4. 低密度脂蛋白（LDL）检测临床意义

低密度脂蛋白（LDL）占低密度脂蛋白分子的大部分，它是通过脂蛋白脂肪酶对极低密度脂蛋白的作用而形成的。低密度脂蛋白是诱发冠心病（CHD）的原因，许多临床和流行病学研究已经证明了它的致动脉粥样硬化性质。在所有脂类和脂蛋白变量中，低密度脂蛋白与冠心病死亡率有着极为紧密的相关性，低密度脂蛋白和甘油三酯水平联合升高是非常危险的。低密度脂蛋白评价有助于动脉粥样硬化危险的早期识别，可用于判断患者对降脂药物治疗的反应。

高水平的低密度脂蛋白与心血管疾病危险升高和家族性高脂血症有关。在吸收功能障碍和营养不良中，会出现低密度脂蛋白水平降低。

第五节　心肌酶检测

（一）临床意义

1. 乳酸脱氢酶（LDH）检测临床意义

乳酸脱氢酶（LDH）由五种不同的同工酶组成，催化 L－乳酸与丙酮酸的相互转换。LDH 存在于人体所有组织的细胞质中，在肝、心和骨骼肌中含量较高，在红细胞、胰腺、肾和胃中含量较低。在正常情况下，血清中此酶活性比细胞组织中低 1000 倍，当有少量组织坏死时该酶释放入血液中使其在血液中的活性增高。在多种病理情况下出现 LDH 活力的升高，如心肌梗死、癌症、肝脏疾病、血液疾病或肌肉疾病。由于 LDH 缺乏器官特异性，因此在鉴别诊断时，有必要作 LDH 同工酶和其它酶类的测定，如碱性磷酸酶、丙氨酸氨基转移酶和天门冬氨酸氨基转移酶。

2. 肌酸激酶（CK）与肌酸激酶同工酶（CK－MB）检测临床意义

肌酸激酶（CK）是一种由 M－肌肉亚单位和（或）B－脑亚单位组成的二聚体，二者结合形成同工酶 CK－MM、CK－MB 和 CK－BB，它能够可逆地催化 ATP 对肌酸的磷酸化反应。CK 的测定主要用于心肌梗死的诊断和治疗，同时也是最灵敏的肌肉损伤指标。CK 在发生肌肉坏死或再生时会增加，因此在绝大多数肌病（例如 Duchenne 肌肉萎缩）中，CK 均会升高；此外，CK 还与肌肉坏死有关，例如横纹肌瘤。在中枢神经系统疾病中，总 CK 也会升高，例如 Reyes 综合征，其中 CK 活性会升高 70 倍，这也表明了脑病的严重程度。在脑、前列腺、肠、肺、肾、膀胱、子宫、肝、甲状腺和胎盘中，CK－BB 占优势。在骨骼肌中，CK－MM 占优势。在健康个体中，总活性主要由 CK－MM 组成，而其它 CK 同工酶和变异体仅痕量存在，或无法检测到。在心肌中，有不同程度的 CK－MB 存在，在骨骼肌中，也有少量存在。

在心肌损伤之后，CK 活性会升高，CK－MM 和 CK－MB 部分均会显著升高。CK－MB 部分成比例的升高，在某种程度上，取决于心肌损伤区域的大小和之前的心肌损伤史。CK－MB 与 CK－MM 比值的变化可用于诊断心肌梗死（AMI），在心肌梗死后 1.5 小时内，比值将达到峰值。通过在入院时和其后 4、8 和 12 小时获得连续样本，并得出 CK 的增长率（"斜率"），可以提高用于诊断心肌梗死的灵敏度和特异性。随时间推移，每小时升高 50% 可以将心肌梗死和非梗死区分开来，总有效率为 94%。对于需要对心肌梗死进行早期诊断的患者，建议结合使用快速出现的生物标志物（例如 CK－MB）和较迟升高的生物标志物（例如心肌钙蛋白）来确认诊断。

3. 肌红蛋白（Mb）检测临床意义

肌红蛋白存在于横纹肌（心肌和骨骼肌）中与氧结合的亚铁血红素蛋白。当横纹肌损伤，例如急性心肌梗死（AMI）或骨骼肌损伤时，肌红蛋白释放进入血液循环中。发生 AMI 后，肌红蛋白可于胸痛发作后 2~3 小时在血液中达到病理水平，早于肌酸激酶（CK）和肌酸激酶同工酶（CK－MB）。肌红蛋白在 7~10 小时后达到峰值，约 24 小时后恢复至参考值范围内。

在 AMI 早期，快速灵敏的肌红蛋白检测是对心电图（ECG）的补充。如果胸痛发作后 8 小时，肌红蛋白仍在参考范围内，可基本排除 AMI。

溶栓治疗后，肌红蛋白如出现快速陡峭的峰（$\geqslant$150 μg/L/h 或溶栓治疗 90 min 后相对增高 4 倍以上）表明再灌注成功。

血液中肌红蛋白浓度的上升有时与 AMI 无关，可能是骨骼肌损伤，骨骼肌病变，高强度的体育锻炼，肾功能不全或横纹肌崩解造成的。

4. 肌钙蛋白 I（cTnI）检测临床意义

肌钙蛋白 I 是一种收缩蛋白，仅存在与心肌中，它是肌钙蛋白复合物（I、T、C）三个亚单位中的一个，并与原肌球蛋白在肌原纤维的细丝里结合成肌动蛋白。研究发现 cTnI 是游离肌钙蛋白（游离型 TnI），它能和肌钙蛋白 C（二元 IC）、肌钙蛋白 T（二元 IT）或者同时与肌钙蛋白 C 和肌钙蛋白 T（三重 ITC）复合。cTnI 的生理作用是在没有钙的情况下抑制肌动蛋白。肌球蛋白复合物中 ATP 酶的活动，以阻止肌肉收缩。可确定三个异构体。

每个分子量为 19800Da 的快肌钙蛋白和慢肌钙蛋白 I 分别在急性痉挛骨骼肌纤维和慢性痉挛骨骼肌纤维中显示。

分子量为 24000Da 的 cTnI 在 N 终端上含有一个附加的 31 氨基酸残留物。

哺乳动物中 cTnI 的排序在心脏和骨骼的形式上有很大的差异。所有三个肌钙蛋白 I 异构体都由不同的基因进行解码。人肌钙蛋白 I 中显示只有 52% 和 54% 的氨基酸排序分别和人高速和低速骨骼肌钙蛋白 I 是异体同形。

Access AccuTnI 所用的一对单克隆抗体对 cTnI 是具有特异性的，此外有资料明确记载，骨骼肌无法显示出 cTnI，无论在发展过程中或刺激反应过程中都无法显示。因此 cTnI 的绝对心脏特异性显示心脏和骨骼肌损伤间差异的存在。

研究数据表明，在胸腔开始疼痛后的 3~8 小时内可检测出肌钙蛋白 I 水平；大约在 12~16 小时后肌钙蛋白 I 水平达到最高值并在 AMI 后持续升高 4~9 天。没有接受溶栓治疗法的病人出现 cTnI 浓度最高值的时间要晚一些。

五、思考题

请阅读以下病例，初步诊断是什么？依据在哪？实验室检查结果如何分析？应与哪些疾病鉴别诊断，为明确诊断需进一步完善的实验室检查是什么？

刘＊＊，男，40 岁，教师。

主诉：多尿、多饮、多食、消瘦 2 个月。

现病史：患者 2 个月前无明显诱因逐渐小便量增加，每天次数约 10 余次，夜尿 2 次左右，总尿量约 2500~3000 ml，同时饮水量增加，自诉每天饮用普通矿泉水瓶 5 瓶约 3000 ml，饮水量少时小便量亦有减少。同时患者食量增加，由原来的每天 450 g 到每天 550 g，最多达 800 g，而体重却逐渐下降，2 个月内体重减轻了 4 kg 左右。患者于当地医院就诊，测空腹血糖为 9.2 mmol/L，未测餐后血糖，于当地口服中药调理一个多月，血糖未见明显下降，为进一步诊断治疗来我院就诊。起病以来大便正常，睡眠一般。

既往史：体健，无药物过敏史。

个人史：生于原籍，平时工作生活规律。无不良嗜好。

婚育史：26 岁结婚，育有一子一女，体健。

家族史：父亲及叔叔有糖尿病。

查体：T 36℃，P 80 次/分，R 18 次/分，BP 120/80 mmHg。神清，一般可。身高 170 cm，体重 79 kg，BMI 27.3 kg/m²，皮肤无黄染，淋巴结无肿大，瞳孔正大等圆。甲状腺（-），心肺（-），腹平软，肝脾未触及。双下肢无水肿，腱反射正常。

门诊实验室检查：Hb 120 g/L，WBC 7.6×10^9/L。PLT 267×10^9/L；尿常规：尿蛋白（-），尿糖（++）。

六、常用英文

1. 英文单词

blood glucose，GLU：血糖，fasting plasma glucose，FPG：空腹血浆葡萄糖，glycosylated hemoglobin，GHb：糖化血红蛋白，triglyceride，TG：甘油三酯，total cholesterol，TC：总胆固醇，high density lipoprotein，HDL：高密度脂蛋白，low density lipoprotein，LDL：低密度脂蛋白，lipoprotein small a，LPa：脂蛋白（a），phospholipid，PL：磷脂，free fatty acid，FFA：游离脂肪酸，lactate dehydrogenase，LDH：乳酸脱氢酶，creatine kinase，CK：肌酸激酶，myoglobulin，Mb：肌红蛋白，cardiac troponin，cTnI：肌钙蛋白 I，hight sensitivity C - reactive protein，hs - CRP：超敏 C - 反应蛋白，homocysteine，HCY：同型半胱氨酸

2. 名词解释

hight sensitivity C - reactive protein：It is an acute phase protein found in the blood, the levels of which rise in response to inflammation, it is one of the powerest predictive factor in cardiovascular disease.

OGTT: In an oral glucose tolerance test (OGTT), a standard dose of glucose is ingested by mouth and a series of blood levels are checked in three hours. This test is usually used to measure the function of islet β cell and the body's ability to regulate blood sugar and test for diabetes, it is the confirmed test to diagnosis diabetes mellitus.

（钟白云、刘泽灏、雷闽湘）

实习指导九　脑脊液和浆膜腔积液常规检验

一、实习要求

（一）脑脊液常规检验实习要求
1. 掌握脑脊液常规检测项目内容
2. 熟悉潘氏试验原理和操作方法
3. 熟悉脑脊液细胞计数的方法
4. 熟悉单个核和多个核细胞的识别
（二）浆膜腔积液实习要求
1. 掌握浆膜腔积液常规检测项目内容
2. 熟悉李凡他试验原理和操作方法
3. 熟悉细胞计数的方法
4. 熟悉单个核和多个核细胞的识别

二、实习方法及时间分配

1. 教师分内容进行讲解实验内容和方法（1.0 学时）
2. 脑脊液、浆膜腔积液常规实验操作（1.5 学时）
3. 实验总结和讨论（0.5 学时）

三、实习器材

1. 脑脊液常规检验实习器材
潘氏试剂（饱和石碳酸溶液）、冰醋酸；改良牛鲍（Neubauer）细胞计数板、一次性吸管、小试管、纱布、显微镜、折射仪等。
2. 浆膜腔积液常规检验实习器材
冰醋酸、改良牛鲍（Neubauer）细胞计数板、100 mL 量筒、一次性吸管、小试管、纱布、显微镜、折射仪等。

四、实习内容

（一）脑脊液常规检验
1. 标本采集与处理
（1）标本采集：脑脊液由临床医生进行腰椎穿刺采集，必要时也可从小脑延髓池或侧脑室穿刺采集。
（2）标本处理：脑脊液标本采集后立即送检，不能及时检查的标本需要保存于 2℃～4℃ 环境中，常规检查应在 4 h 内完成。脑脊液标本久置可造成细胞破坏或变形，使检查结果不准确；葡萄糖酵解可造成葡萄糖含量假性减低。

2.样品检测步骤

（1）一般性状检查：主要观察颜色与透明度，有无凝块和薄膜。

1）透明度可记录为：清晰透明、微混（白细胞 200/μL 或红细胞 400/μL 可致轻微混浊）、混浊（白雾状、微黄、绿黄、灰白等）。

2）颜色可记录为：无色、淡黄色、淡红色、咖啡色等等

3）凝块及薄膜：正常 CSF 不凝固，无薄膜形成。在病理情况下，CSF 中蛋白质含量增加，可凝固而形成薄膜。如结核性脑膜炎的 CSF 静置 12 小时后，可见表面有纤细的网膜形成。

4）比重：用折射仪法测定，健康人 CSF 比重为 1.006 ~ 1.008。

（2）有形成分检查

1）细胞总数

①对澄清或微混的脑脊液可混匀后用滴管直接滴入计数池，计数 5 个大方格内红、白细胞数，然后按下式求得 1 L 液体内细胞总数。

$$每 1\ L\ 脑脊液内细胞总数 = 5\ 个大方格细胞总数/5 \times 10 \times 10^6$$

②严重混浊或带血的脑脊液用生理盐水稀释后计数，然后总数乘上稀释倍数。

2）白细胞计数：小试管内放入冰乙酸 1 ~ 2 滴，转动试管，使内壁沾有冰乙酸后倾去之，然后滴加混匀的脑脊液 3 ~ 4 滴，数分钟后，混匀充入计数池，按细胞总数操作中的红、白细胞计数法计数。

3）细胞分类

①直接分类法：白细胞计数后，将低倍镜换为高倍镜，直接在高倍镜下根据细胞核的形态分别计数单个核细胞（包括淋巴细胞及单核细胞）和多核细胞，应数 100 个白细胞，并以百分率表示。若白细胞少于 100 个应直接写出单核、多核细胞的具体数字。

②染色分类法：必要时可将脑脊液离心，用沉淀物涂片，以瑞氏或瑞氏 – 吉姆萨复合染色法进行分类。

（3）潘氏球蛋白定性试验

1）原理：脑脊液中球蛋白与苯酚结合，可形成不溶性蛋白盐而下沉，产生白色浑浊或沉淀。

2）操作步骤：取潘氏试剂 2 ~ 3 mL，置于小试管内，用毛细血管滴入脑脊液 1 ~ 2 滴，衬以黑色背景，立即观察结果。

3）结果判断

阴性：清晰透明，不显雾状；

极弱阳性（±）：微呈白雾状，在黑色背景下才能看到；

弱阳性（+）：灰白色云雾状；

阳性（2+）：白色浑浊；

强阳性（3+）：白色浓絮状沉淀。

最强阳性（4+）：白色凝块。

3.结果报告

将所有的检测结果录入实验室信息系统，编辑、审核、签发报告。

4.生物参考区间和临床意义

（1）透明度

【参考区间】清澈透明。

【临床意义】脑脊液白细胞、蛋白质含量增高或含有大量细菌、真菌等，也可使其浑浊。结核性脑膜炎脑脊液常呈毛玻璃样微浑，化脓性脑膜炎常呈明显灰白色浑浊，健康人脑脊液可因穿刺损伤带入红细胞而呈轻度浑浊。

（2）颜色

【参考区间】无色或淡黄色。

【临床意义】中枢神经系统发生感染、出血、肿瘤时，脑脊液中可出现过多的白细胞、红细胞和其他色素，其颜色可发生异常改变。常见脑脊液颜色变化及临床意义见表2-9-1。

表2-9-1　脑脊液颜色改变及其临床意义

颜色	原因	临床意义
无色		健康人脑脊液、病毒性脑炎、轻型结核性脑膜炎、神经梅毒
红色	出血	穿刺损伤出血、蛛网膜下隙出血或脑室出血
黄色	黄变症	陈旧性出血、黄疸，黄色素、胡萝卜素、黑色素、脂色素增高
乳白色	白细胞增高	脑膜炎奈瑟菌、肺炎链球菌、溶血性链球菌引起的化脓性脑膜炎
淡绿色	脓性分泌物增多	铜绿假单胞菌、肺炎链球菌、甲型链球菌所引起的脑膜炎
褐色或黑色	色素增多	脑膜黑色素瘤

（3）凝块及薄膜

【参考区间】无凝块、无沉淀（放置24小时不形成薄膜）。

【临床意义】当脑脊液内蛋白质增高至10 g/L时，可出现薄膜或凝块。化脓性脑膜炎脑脊液一般在1~2小时内形成薄膜、凝块或沉淀。结核性脑膜炎在12~24小时形成膜状物。神经梅毒可出现小絮状凝块。蛛网膜下隙梗阻的脑脊液可呈黄色胶冻状，脑脊液同时存在胶样凝固、黄变症和蛋白质-细胞分离（蛋白质明显增高，细胞正常或轻度增高），称为Froin-Nonne综合征。

（4）比重

【参考区间】

腰椎穿刺：1.006~1.008；脑室穿刺：1.002~1.004；小脑延髓池穿刺：1.004~1.008。

【临床意义】比重增高常见于各种颅内炎症；比重减低见于脑脊液分泌增多。

（5）潘氏试验

【参考区间】阴性或弱阳性。

【临床意义】脑脊液蛋白质阳性常见于脑组织和脑膜炎症性病变，如化脓性脑膜炎、结核性脑膜炎、脊髓灰白质炎、流行性脑炎等。强阳性见于脑出血、脑外伤等（血液混入脑脊液中）。蛋白质含量增高的临床意义见表2-9-2。

表 2 – 9 – 2　蛋白质含量增高的临床意义

病变	临床意义
脑组织炎性病变	脑组织感染时脑膜和脉络丛毛细血管通透性增加，清蛋白先增高，随后球蛋白和纤维蛋白增高
神经根病变	梗阻性脑积水、Guillain-Barre 综合征，常有蛋白—细胞分离现象
椎管内梗阻	脑与蛛网膜下隙互不相通，血浆蛋白质由脊髓静脉渗出，脑脊液蛋白质含量显著增高（有时达 30 ~ 50 g/L），如脊髓肿瘤、转移癌粘连性蛛网膜炎等
其他	早产儿脑脊液蛋白质可达 2 g/L，新生儿为 0.8 ~ 1.0 g/L，出生 2 个月后降至正常水平

（6）细胞计数及分类

【参考区间】红细胞：无；白细胞：成人 $(0 ~ 8) \times 10^6/L$，儿童 $(0 ~ 15) \times 10^6/L$；有核细胞分类：多为淋巴细胞及单核细胞（7:3）；偶见内皮细胞。

【临床意义】脑脊液细胞数增多见于中枢神经系统病变，其临床意义见表 2 – 9 – 3。

表 2 – 9 – 3　脑脊液细胞数变化的临床意义

疾病	细胞数量	细胞种类
化脓性脑膜炎	↑↑↑	中性粒细胞为主
结核性脑膜炎	↑↑↑	早期以中性粒细胞为主，中期中性粒细胞、淋巴细胞和浆细胞并存，后期以淋巴细胞为主
病毒性脑膜炎	↑	淋巴细胞为主
真菌性脑膜炎	↑	淋巴细胞为主
肿瘤性疾病	↑或↑↑	红细胞、肿瘤细胞
寄生虫性疾病	↑或↑↑	嗜酸性粒细胞
脑室或蛛网膜出血	↑↑或↑↑↑	红细胞为主

（7）脑脊液新鲜性出血与陈旧性出血的鉴别

脑脊液新鲜性出血与陈旧性出血的鉴别要点见表 2 – 9 – 4。

表 2 – 9 – 4　脑脊液新鲜性出血与陈旧性出血的鉴别

项目	新鲜性出血	陈旧性出血
外观	浑浊	清亮、透明
易凝性	易凝	不易凝
离心后上清液	无色透明	红色、黄褐色或柠檬色
红细胞形态	无变化	有皱缩
上清液隐血试验	多为阴性	阳性
白细胞计数	不增高	继发性或反应性增高

（8）常见中枢神经系统疾病脑脊液改变：常见中枢神经系统疾病的脑脊液改变见《诊断

学》教材。

（二）浆膜腔积液常规分析

1. 标本采集与处理

（1）标本采集：浆膜腔积液标本由临床医生行浆膜腔穿刺术采集，采集中段液体于消毒试管内送检。

（2）标本处理：为防止标本出现凝块、细胞变形、细菌自溶等，标本采集后要及时送检，否则应将标本置于4℃冰箱内保存。浆膜腔积液标本久置可引起细胞破坏或纤维蛋白凝集成块，导致细胞分布不均，而使细胞计数不准确。另外，葡萄糖酵解可造成葡萄糖含量假性减低。

2. 样品检测步骤

（1）一般性状检查：主要观察颜色与透明度，有无凝块。

1）透明度可记录为清晰透明、微混（白细胞$200/\mu L$或红细胞$400/\mu L$可致轻微混浊）、混浊（白雾状、微黄、绿黄、灰白等）。

2）颜色可记录为：无色、淡黄色、淡红色、咖啡色等。

3）凝块：正常浆膜腔积液不凝固。在病理情况下，蛋白质含量增加，可有凝块形成。

4）比重：用折射仪法测定。

（2）有形成分检查

1）细胞总数

①对澄清或微混的浆膜腔积液可混匀后用滴管直接滴入计数池，计数5个大方格内红、白细胞数，然后按下式求得1 L液体内细胞总数。

$$每1 L浆膜腔积液内细胞总数 = 5个大方格细胞总数/5 \times 10 \times 10^6$$

②严重混浊或带血的浆膜腔积液用生理盐水稀释后计数，然后总数乘上稀释倍数。

2）白细胞计数：小试管内放入冰乙酸1~2滴，转动试管，使内壁沾有冰乙酸后倾去之，然后滴加混匀的浆膜腔积液3~4滴，数分钟后，混匀充入计数池，按细胞总数操作中的红、白细胞计数法计数。

3）细胞分类

①直接分类法：白细胞计数后，将低倍镜换为高倍镜，直接在高倍镜下根据细胞核的形态分别计数单个核细胞（包括淋巴细胞及单核细胞）和多核细胞，应数100个白细胞，并以百分率表示。若白细胞少于100个应直接写出单核、多核细胞的具体数字。

②染色分类法：必要时可将浆膜腔积液离心，用沉淀物涂片，以瑞氏或瑞氏－吉姆萨复合染色法进行分类。

（3）黏蛋白定性李凡他试验

1）实验原理：渗出液中可含多量浆膜黏蛋白，在酸性条件下可产生白色雾状沉淀，即Rivalta反应。

2）实验操作

取100 mL量筒，加蒸馏水100 mL，滴入冰乙酸0.1 mL，充分混匀（pH 3~5），静止数分钟，将穿刺液靠近量筒面逐滴轻轻滴下，在黑色背景下，观察白色雾状沉淀的发生及其下降速度等。

3）结果判断：阴性：清晰不显雾状；阳性：显雾状。

3. 结果报告

将所有的检测结果录入实验室信息系统，编辑、审核、签发报告。

4. 生物参考区间和临床意义

（1）颜色

【参考区间】淡黄色。

【临床意义】渗出液的颜色因疾病而不同，漏出液的颜色一般较浅（表2-9-5）。

表2-9-5   浆膜腔积液常见颜色变化及其临床意义

颜色	临床意义
红色	恶性肿瘤、结核病急性期、风湿性疾病等
黄色	各种原因引起的黄疸
绿色	铜绿假单胞菌感染
乳白色	化脓性胸膜炎、丝虫病、淋巴结肿瘤或结核、肝硬化、腹膜癌等
咖啡色	内脏损伤、恶性肿瘤、出血性疾病及穿刺损伤等
黑色	曲霉菌、厌氧菌感染等

（2）透明度

【参考区间】清澈透明。

【临床意义】浆膜腔积液透明度常与其所含的细胞及细菌的数量和蛋白质浓度等有关。漏出液因所含细胞和蛋白质少而透明或微浑；渗出液因含细胞、细菌等成分较多而呈不同程度浑浊。

（3）比重

【参考区间】漏出液 <1.015，渗出液 >1.018。

【临床意义】浆膜腔积液比重高低与其所含的溶质有关。漏出液因含细胞、蛋白质少而比重小于1.015。渗出液因含细胞、蛋白质多而比重常大于1.018。

（4）凝固性

【参考区间】不易凝固。

【临床意义】渗出液因含有较多纤维蛋白原和凝血酶等凝血物质而易于凝固，但当其含有大量纤维蛋白溶解酶时也可不凝固。

（5）李凡他试验

【参考区间】非炎性积液为阴性；炎性积液为阳性。

【临床意义】渗出液中含有大量浆黏蛋白，李凡他试验是作为区别渗出液和漏出液最主要、最常用的方法之一。李凡他试验阳性表示积液为渗出液，阴性表示积液为漏出液。李凡他试验对鉴别积液的性质有一定误诊率，需要结合其他指标综合判断。

（6）细胞计数

【参考区间】漏出液 $<100 \times 10^6/L$；渗出液 $>500 \times 10^6/L$。

【临床意义】浆膜腔积液出现少量红细胞多因穿刺损伤所致，故少量红细胞对渗出液和漏出液的鉴别意义不大，但大量红细胞提示为血性渗出液，可来自恶性肿瘤、肺栓塞、结核病等。浆膜腔积液细胞增高的临床意义见表 2 - 9 - 6。

表 2 - 9 - 6　　浆膜腔积液细胞增高的临床意义

细胞	数量($\times 10^6$/L)	临床意义
红细胞	>100000	恶性肿瘤(最常见)、创伤(包括穿刺损伤)、肺栓塞等
淋巴细胞	>200	结核性、肿瘤性积液
中性粒细胞	>100	化脓性积液

(7)白细胞分类计数

【临床意义】浆膜腔积液细胞变化的临床意义见表 2 - 9 - 7。

表 2 - 9 - 7　　浆膜腔积液细胞变化的临床意义

变化	临床意义
中性粒细胞增高	常见于化脓性渗出液(细胞总数常超过 1000×10^6/L),结核性早期渗出液
淋巴细胞增高	①主要见于结核、梅毒、肿瘤或结缔组织病所致渗出液 ②如同时出现胸膜腔积液 T 淋巴细胞增多,外周血 T 淋巴细胞减少,且两者之比 >1 时,则更支持诊断。也见于慢性淋巴细胞白血病、乳糜胸膜腔积液;如见大量浆细胞样淋巴细胞,可能是骨髓瘤
嗜酸性粒细胞增高	①常见于变态反应性和寄生虫性疾病所致渗出液 ②也见于多次反复穿刺、人工气胸、术后积液、结核性渗出液吸收期、SLE、充血性心力衰竭、肺梗死、霍奇金病、间皮瘤等

(8)渗出液和漏出液鉴别:原因不明的浆膜腔积液,经检查大致可分为渗出液或漏出液。漏出液和渗出液鉴别见《诊断学》教材。

五、思考题

1. 男性,12 岁,1 周来发热、头痛、呕吐。体查:颈部有抵抗感,克氏征(+)。脑脊液检查:压力 170 mmH$_2$O,微混;潘氏试验(+);细胞总数 400×10^6/L,白细胞 310×10^6/L,单核 80%,多核 20%;糖定量 1.9 mmol/L,氯化物 94 mmol/L,蛋白定量 0.75 g/L。

(1)你认为最可能的诊断是什么?

A. 化脓性脑膜炎　　　　　　　　B. 蛛网膜下隙出血

C. 结核性脑膜炎　　　　　　　　D. 病毒性脑膜炎

E. 脑肿瘤

(2)下列检查最有意义的是:

A. 磁共振　　　　　　　　　　　B. 血常规

C. CT　　　　　　　　　　　　　D. 脑脊液涂片染色

E. 乳酸脱氢酶测定

2. 女性,24 岁,因呼吸困难、胸痛、午后低热盗汗半月余来医院就诊。体查:右侧胸廓饱满，叩诊呈实音，呼吸音消失。X 线：右侧中等量胸腔积液。胸水常规：外观淡红色混匀，比重 1.019，Rivalta 试验（ + ），细胞总数：600×10^6/L，白细胞数 100×10^6/L，单核：85%，多核 15%。

该患者最可能的诊断是：

A. 化脓性胸膜炎　　　　　　　　B. 癌性胸膜炎

C. 大叶性肺炎　　　　　　　　　D. 结核性胸膜炎

E. 肺心病

六、常用英文

1. 英文单词

cerebrospinal fluid 脑脊液，transudate 漏出液，exudates 渗出液

2. 简答题

(1) How to differentiate transudate from exudate?

differentiating transudate from exudate

Items	transudate	exudate
main cause	noninflammatory	Infection, malignant cancer, etc.
color	straw yellow	yellow, red and milk white, etc.
transparency	clarity	turbidness
specific gravity	<1.015	>1.018
pH	>7.4	<7.2
coagulability	none	often
Rivalta test	negative	postive
protein（g/l）	<25	>30
pleural fluid/serum protein	<0.5	>0.5
glocose（mmol/L）	>3.3	<3.3
LDH（U/L）	<200	>200
pleural fluid/serum LDH	<0.6	>0.6
cell count（$\times10^6$/L）	<100	>100, often >500
cell divide	lymphocyte（main）	neutrocyte（main）
tumor cell	none	often（cancer）
bacteria	none	often（infection）
common diseases	hepatocirrhosis, congestive heart failure, etc.	rheumatic, fever, tuberculouspleuritis, lung cancer, etc.

实习指导十　抗菌药物敏感性试验和细菌耐药性的检测

一、实习要求

1. 了解药敏试验的目的和耐药表型的检测
2. 了解常用抗菌药物
3. 熟悉药敏试验的适应证
4. 熟悉药敏试验用药的分组和选择
5. 掌握纸片琼脂扩散法和稀释法药敏试验和结果分析
6. 掌握常见细菌耐药表型的检测

二、实习方法及时间分配

1. 讲解微生物检验流程和抗菌药物敏感性试验及细菌耐药表型的检测（0.5 学时）
2. 纸片琼脂扩散法药敏试验操作和耐药表型检测（1.5 学时）
3. 药敏试验结果解读及讨论和小结（1 学时）

三、实习器材

1. 菌种金黄色葡萄球菌 ATCC25923，大肠埃希菌 ATCC25922
2. 培养基 MH 琼脂平板
3. 药敏纸片青霉素 P，苯唑西林 OX，复方新诺明 SXT，红霉素 E，克林霉素 DA，四环素 TE，氨苄西林 AMP，庆大霉素 GM，阿米卡星 AK，头孢吡肟 FEP，亚胺培南 IPM，左氧氟沙星 LEV 等。
4. 生理盐水，棉签，比浊仪，接种环，酒精灯，培养箱，刻度尺等

四、实习内容

（一）纸片扩散法药敏试验

1. 目的

测定细菌对抗菌药物的敏感性，为临床提供选用有效抗菌药物的信息，以控制感染；为了解地区致病菌的耐药现状，为临床经验用药提供依据；评价新研发的抗菌药物的抗菌药效；分析医院感染流行株的药敏谱，为是否是单株流行提供依据。

2. 检测原理

将含有定量抗菌药物的纸片贴在已集中待检菌的琼脂平板上，纸片中所含的药物吸取琼脂中的水分溶解后会不断地向纸片周围区域扩散，形成递减的剃度浓度，在纸片周围抑菌浓度范围内待检菌的生长被抑制，从而产生透明的抑菌圈。抑菌圈的大小反映检测菌对测定药物的敏感程度，并与该药对待检菌的最低抑菌浓度（MIC）呈负相关，即抑菌圈愈大，MIC

愈小。

3. 操作步骤

(1)从 18～24 小时的血琼脂平板上挑取数个单个菌落到生理盐水制成菌悬液。

(2)调整悬液的浊度使其达到 0.5 麦氏浓度(相当于 1.5×10^8 CFU/mL)。

(3)用无菌棉拭蘸取校正过的菌液,在管壁上旋转挤几次,去掉过多的菌液,均匀涂布 MH 平板,再重复两次,每次旋转平板 60°,最后用棉拭涂布平板四周边缘一圈。沿平皿周边绕两圈,保证涂布均匀。

(4)涂布菌液的平板于室温中干燥 3～5 分钟后,用无菌镊子取药敏纸片(表 2－10－1),贴于平板表面,并用镊尖轻压一下纸片,使其贴平。每张纸片的间距不小于 24 mm。纸片的中心距平板的边缘不小于 15 mm,直径 90 mm 的平板宜贴 6 张药敏纸片。

表 2－10－1 抗菌药物敏感试验中药敏纸片的选择

待测菌	药敏纸片
金黄色葡萄球菌	青霉素 P,头孢西丁 FOX,复方新诺明 SXT,红霉素 E,克林霉素 DA,四环素 TE
大肠埃希菌	氨苄西林 AMP,庆大霉素 GM,阿米卡星 AK,头孢吡肟 FEP,亚胺培南 IPM,左氧氟沙星 LEV

(5)将贴好纸片的平板置 35℃孵育 18～24 小时后,用刻度尺量取抑菌圈直径。个别菌孵育温度、时间及条件应按照 CLSI 规定。

4. 结果判读

测量抑菌圈直径大小,根据 CLSI 药敏试验标准(见表 2－10－2 和表 2－10－3),报告为敏感(S)、中介(I)或耐药(R)。

表 2－10－2 葡萄球菌属抑菌圈直径和 MIC 解释标准

抗菌药物	纸片含药量	抑菌圈直径折点(mm)			MIC 解释标准		
		S	I	R	S	I	R
青霉素	10 单位	≥29	–	≤28	≤0.12	–	≥0.25
头孢西丁	30 μg	≥22	–	≤21	≤4	–	≥8
复方新诺明	1.25/23.75 μg	≥16	11～15	≤10	≤2/38	–	≥4/76
红霉素	15 μg	≥23	14～22	≤13	≤0.5	1～4	≥8
克林霉素	2 μg	≥21	15～20	≤14	≤0.5	1～2	≥4
四环素	30 μg	≥19	15～18	≤14	≤4	8	≥16

表 2 – 10 – 3　肠杆菌科抑菌圈直径和 MIC 解释标准

抗菌药物	纸片含药量	抑菌圈直径折点(mm)			MIC 解释标准		
		S	I	R	S	I	R
氨苄西林	10 μg	≥17	14 ~ 16	≤13	≤8	16	≥32
庆大霉素	10 μg	≥15	13 ~ 14	≤12	≤4	8	≥16
阿米卡星	30 μg	≥17	15 ~ 16	≤14	≤16	32	≥64
头孢吡肟	30 μg	≥18	15 ~ 17	≤14	≤8	16	≥32
亚胺培南	10 μg	≥23	20 ~ 22	≤19	≤1	2	≥4
左氧氟沙星	5 μg	≥17	14 ~ 16	≤13	≤2	4	≥8

5. 临床意义

敏感指对感染部位使用推荐剂量时，该菌株被通常可达到的抗菌药物浓度水平所抑制。中介指细菌对抗菌药物 MICs 接近血液和组织中通常可达到的浓度，疗效低于敏感株。中介表示药物在生理浓集的部位具有临床效力(如尿液中的喹诺酮类和 β – 内酰胺类)或者可使用高于正常剂量的药物进行治疗(β – 内酰胺类)。另外，中介还作为缓冲区，以防止微小的，未受控制的技术因素导致较大的错误结果，特别是那些药物毒性范围狭窄的药物。耐药指菌株不能被常规剂量抗菌药物达到的浓度所抑制，和(或)证明抑菌环直径落在某些特定的细菌可能的耐药机制范围内(如 β – 内酰胺酶)，或在治疗研究中表现为抗菌药物对菌株的临床疗效不可靠。非敏感用在仅有敏感解释，无中介或耐药解释的细菌。

6. 影响因素

培养基质量，菌悬液的浓度，药敏纸片的质量，孵育时间，抑菌圈的判读，操作是否规范等均能影响试验结果。

(二)稀释法药敏试验

1. 检测原理

聚乙烯板内含有各种稀释度的抗菌药物，加入定量菌液一定时间培养后观察结果，凡孔底部清晰不出现细菌沉淀的最低药物浓度即为该抗菌药物对细菌的最低抑菌浓度(MIC)。

2. 操作步骤

(1)在微孔板中加入各种不同浓度的抗生素。

(2)从 18 ~ 24 小时的琼脂平板上挑取数个单个菌落到培养液中制成菌悬液。

(3)调整悬液的浊度使其达到 0.5 麦氏浓度(1.5×10^8 CFU/Ml)，然后 1∶200 稀释，使最终浓度为 5×10^5 CFU /mL。

(4)取 100 μL 菌悬液到微孔板中，盖上后 35℃孵育 18 ~ 24 小时。

3. 结果判读

肉眼观察各孔培养液的浊度或仪器自动判读，药物最低浓度孔无细菌生长者为 MIC。根据 CLSI 药敏试验标准，报告为敏感(S)、中介(I)或耐药(R)。

(三)细菌耐药表型检测

1. 直接 β – 内酰胺酶

葡萄球菌属、肠球菌属等能够产生灭活 β-内酰胺酶不稳定青霉素的酶，这些酶的产生使得抗生素失去对细菌的治疗活性。头孢硝噻吩纸片由浸有产色素的头孢菌素纸片组成，头孢菌素被 β-内酰胺酶水解后释放出红色化合物，故纸片显示红色为 β-内酰胺酶阳性结果，不变色为阴性结果。β-内酰胺酶阳性则应报告对青霉素、氨基、羧基和脲基青霉素耐药。

2. 耐甲氧西林的金黄色葡萄球菌(MRSA)和耐甲氧西林的葡萄球菌(MRS)

多由 mecA 基因介导，其基因产物是低亲和力的 PBP2A。可用头孢西丁(30 μg)纸片检测 mecA-介导苯唑西林耐药，如抑菌环直径为 ≤21 mm 则为 mecA 阳性，如 ≥22 mm 为 mecA 阴性。mecA 阳性菌株应报告为耐甲氧西林的葡萄球菌，其他 β-内酰胺类药物应被报告耐药或不报告。

3. 诱导型克林霉素耐药(D 试验)

大环内酯类耐药和克林霉素敏感或中介的金黄色葡萄球菌、凝固酶阴性葡萄球菌和 β-溶血性链球菌可以表达对克林霉素诱导性耐药。用红霉素纸片(2μg)和克林霉素(15μg)相邻 15~26 mm(链球菌两者间距 12 mm)做纸片扩散法药敏，与红霉素纸片相邻侧克林霉素抑菌圈出现"截平"(称为 D 抑菌环)表明有诱导性克林霉素耐药。MIC 法为在同一孔加 4 μg/mL红霉素和0.5 μg/mL 克林霉素，任何生长为诱导克林霉素耐药阳性，应报告分离株克林霉素耐药。

4. 超广谱 β-内酰胺酶（ESBLs）

由革兰阴性杆菌产生，其活性可被 β-内酰胺酶(如克拉维酸)抑制。其检测包括筛查试验和确证试验。纸片扩散法筛查 ESBLs 所用的纸片包括：头孢泊肟，头孢他啶，氨曲南，头孢噻肟和头孢曲松，至少选两种试验。当纸片的抑菌圈直径小于 ESBLs 筛查折点为可疑阳性。确证试验采用两组纸片：头孢他啶(30μg)和头孢他啶/克拉维酸(30μg/10μg)以及头孢噻肟(30μg)和头孢噻肟/克拉维酸(30μg/10μg)同时做，两个药物中有任何一个，在加克拉维酸后，抑菌环直径与不加克拉维酸的抑菌环相比，增大值≥5 mm 时，判定为产 ESBLs。

五、思考题

1. 如何根据药敏试验结果选用抗菌药物？
2. 如果是 MRSA 或 ESBLs 该如何选用抗菌药物？
3. 临床可以采取哪些措施避免耐药菌的产生？

六、常用英文

1. 英语单词

antimicrobial susceptibility test 抗菌药物敏感试验, disc diffusion test 纸片扩散法, McFarland standard 麦氏标准, Clinical Laboratory Standards Institute(CLSI)临床实验室标准化委员会, breakpoint 折点, minimum inhibitory concentration(MIC)最低抑菌浓度, susceptible 敏感, intermediate 中介, resistant 耐药, extended-spectrum β-lactamase (ESBL) 超广谱 β-内酰胺酶, methicillin-resistant staphylococci (MRS) 耐甲氧西林葡萄球菌, methicillin-resistant S. aureus (MRSA) 耐甲氧西林金黄色葡萄球菌

2. 名词解释

Minimal inhibitory concentration (MIC): It is the lowest (i. e. minimal) concentration of the antimicrobial agent that inhibits a given bacterial isolate from multiplying and producing visible growth in the test system.

3. 简答题

What are the definitions ofsusceptible, intermediate, and resistant in antimicrobial susceptibility test?

(1) The "susceptible(S)" category implies that isolates are inhibited by the usually achievable concentrations of antimicrobial agent when the dosage recommended to treat the site of infection is used.

(2) The "intermediate (I)" category includes isolates with antimicrobial agent MICs that approach usually attainable blood and tissue levels, and for which response rates may be lower than for susceptible isolates. The intermediate category implies clinical efficacy in body sites where the drugs are physiologically concentrated (eg, quinolones and β-lactams in urine). This category also includes a buffer zone, which should prevent small, uncontrolled, technical factors from causing major discrepancies in interpretations.

(3) The "resistant (R)" category implies that isolates are not inhibited by the usually achievable concentrations of the agent with normal dosage schedules.

(晏群)